U0290200

美国的痼疾

OUR MALADY

一位历史学家对疫情的反思

Lessons

in Liberty

from

a Hospital Diary

Timothy Snyder

〔美〕蒂莫西·斯奈德 著

陈博 译

商务印书馆
The Commercial Press

我们如今仿佛对着镜子观看，模糊不清；

到那时，就要面对面了。我如今所知道的有限；

到那时就全知道，如同主知道我一样。

《哥林多前书》13:12

序 言
孤独与团结

当我在午夜被送入急诊室，向医生描述自己的状况时，我用到了"萎靡不振"（malaise）这个词。我的头很疼，手脚刺痛，一直咳嗽，几乎不能动。每隔一小会儿，我就止不住地颤栗。2019年12月29日，那一天才刚刚开始，却可能是我的终结之日。我的肝脏上有棒球大小的脓肿，感染已经破溃到血液。我当时并不了解这些，但知道情况一定很严重。萎靡不振，自然意味着虚弱和疲惫，一种周身无法运转却无能为力之感。

患病时，我们往往会觉得萎靡不振。萎靡 （malaise）和痼疾（malady）都是古老的词汇，来自法语和拉丁语，在英语中也使用了几百年；在美国大革命时期，它们既表示疾病，也有暴政的意思。波士顿大屠杀后，有些波士顿名流写信呼吁结束"国家和殖民地的痼疾"[1]。开国元勋在讨论他们自身以及他们建立的共和国的健康时，也曾用到"萎靡"和"痼疾/弊病"。

本书的主题便是某种疾患，这并非指我自身的病痛，尽管是病痛使我观察到了这一美国人共同面对的——借用詹姆斯·麦迪逊（James Madison）的说法——"我们的公患"[2]。我们的病是身体上的疾患，更是与之密切相关的政治之恶（political evil）。生病，使我们某种程度地失去自由（freedom）；不自由（unfree），又不免有损我们的健康。美国政治中有太多痛苦的诅咒，太少自由（liberty）的护佑。

去年年底我生病时，脑子里总是想着自由。作为一名历史学家，我二十年来都在围绕二十世纪的各种暴行来写作，如种族清洗、纳粹大屠杀等。我近年来所思考和演讲的主题是，历史如何抵御当下的暴政并保障未来的自由。我最近一次站在听众面前，是就"美国如何成为一个自由国家"做演讲[3]。那天晚上我已觉得不适，但还是完成了工作，随后便去了医院。接下来的情况则让我对自由、对美国有了更深的思考。

2019年9月3日，当我站在慕尼黑的演讲台前，我的阑尾就在发炎。德国医生忽视了这一点。后来我的阑尾穿孔，肝脏被感染。对此，美国医生也未能发现。这最终导致12月29日我躺在康涅狄格州（Connecticut）纽黑文市的急诊室里。当病菌在血液中奔走，我脑海中仍思考着自由。2019年12月到2020年3月，超过三个月的时间里，我辗转过五家医院，做了些笔记，画了些草图。当意志无法移动身体，或者当身体被束缚于各种袋子和管子当中时，自由与健康之间的紧密联系就很容易理解了。

***

当我翻看自己浸染着生理盐水、酒精和鲜血的医院日志，纽黑文医院的部分书写于那年的最后几天；正是充溢于笔端的强烈情感，曾在我濒临死亡时拯救了我。是某种强烈的愤怒和某种温柔的共情支撑着我，也促使我重新思考自由。我在纽黑文写下的第一句话是"只有愤怒，孤独的愤怒"。我从未感受过比致死疾病中的愤怒更加纯粹、强烈的情绪。它在医院的夜晚向我走来，递给我一支火把，燃亮我此生的至暗时刻。

12月29日，在急诊室待了17个小时后，我接受了肝脏手术。12月30日清晨，我躺在病床上，手臂和胸口都插着管子；我无法握拳，但我想象自己正在握拳。我没办法用前臂在床上撑起身子，但我想象自己正在这么做。我只是又一间病房里的又一个病人，又一组衰竭的器官，又一条受感染的血管。但我的感受并非如此。我感受到的是一个动弹不得、怒火中烧的自我。

这种愤怒有种美妙的纯洁，没有被任何客体玷污。我并非对上帝生气，这不是他的错。我没有对医生和护士生气，他们也不过是这个不完美的世界上不完美的人。我插着蜿蜒的管子，躺在病房里皱巴巴的床单上，病房外城市行人来去自由，送货员把门摔得巨响，卡车司机狂按喇叭，我也并非因这种种而愤然。我血液中的细菌正在庆祝丰收，对此我也并不愤怒。我的愤怒没有对象。令我愤怒的，是那个我并未置身其中的世界。

我怒故我在。愤怒的火把映照出我的轮廓。"孤独者的影子是独一无二的。"我在日记中晦涩地写道。我的神经元刚开始燃烧。第二天，12月31日，我的大脑开始从败血症和镇静剂中恢复。我终于能进行超过几秒钟的思考。第一段的延伸思考就与"独特性"有关。没有人曾经历我所经历的生活，做出和我同样的选择。没有人在完全相同的情况下，以相同的情绪度过新年夜。

我希望我的愤怒能带我离开病床，迈进新年。在脑海中，我看到自己的尸体，它正腐烂。腐烂的恐怖，可以预见。对每一个真正生活过的人来说，都是如此。而我想要的，是不可预见，我自己的不可预见，以及我与他人的不可预见之间的联结。

有几个晚上，我的怒火就是我的生命。就在此地，就在此刻，而我渴望着更多的此地，更久的此刻。我躺在床上，渴望再活几个星期，然后再多几个星期，我不知道那时自己的身体会发生什么，不知道那时自己会想些什么；但我至少知道，那个在感觉、在思考的人是我。死亡将终结我对世间万物"可能如何"和"应该如何"的感受，终结我对可能性和美的感受。正如我在日记中所写的那样，令我愤怒的是那种虚无，

"那种特别的虚无"（that particular nothing）。

愤怒每次只出现几分钟，给我带来温暖和光明。尽管在发烧，我却一直都觉得冷。跨年夜的病床上，我渴望太阳升起，渴望阳光停驻在房间，洒在我的皮肤上。打了三天寒颤之后，我需要更多的温暖，单薄的铺盖却因胸口和手臂的插管而四面漏风。新英格兰的冬日晨曦透过厚厚的窗户已暖意无多；我活在象征和渴望里。

我不想自己心中的火把成为一盏孤灯。事实也并
9　未如此。人们来探望我。妻子拉开窗帘，那一抹新年的气息也随之涌入。其他访客陆续到来，我会猜想他们在床边面对无助的我会作何反应，但我无法确知。我记得，一些来探望的老朋友相信，有人探望的病人会得到更好的治疗。他们当然是对的：归根到底，健康总是一件与"在一起"（being together）有关的事，无论以何种方式。

探访有助于独处。团结在一起，可以让我们在宁静中回归孤独。朋友们哪怕只是出现，也会唤起记忆，令人回想起我们的过往。我想起有一次，有位朋友分享了"为什么要探望病人"的务实观点：多年前，是

　　　　　　　　　　　　　　美国的痼疾

我在她的病床边探视，当时她生着病，又在孕中；而她当时就住在我正置身其中的这家医院。我想到了她的孩子，然后想到了我的孩子。另一种情绪正在凝聚：温柔的共情。

***

那愤怒纯然就是我自己：我想要发出自己的声音，而非作为世界的回声；我想要创作，而非腐烂。除了整个宇宙和它的非生命法则，这愤怒不针对任何对象。有那么一两个晚上，我在自己的光芒中闪耀。

然而，第二种情绪慢慢地、轻柔地袭来，以另一 10 种方式支撑着我：我感受到，只有当生命不仅仅与自己有关的时候，才是真正的生活。在我深陷孤独，对自己无能为力，甚至全部的动感都只能来自脑际想象时，这种情绪与愤怒一样，造访我。在这种情绪中，我体味到自己和其他人簇拥着，滚过时间之流。我试图在日记中画出这种感觉，想到的是一个摆荡的、漂浮的载体。它看起来有点像一只木筏。

木筏可以由点滴材料逐渐搭造。我是木筏的一部分，其他人也是；我们在同一水面上漂浮、推搡，有时毫不费力，有时则可能撞到岩石。如果我那一条木板掉进深海，木筏可能会倾斜或覆没。筏子上的其他木板，有的离我的木板远些，有的则近些。我提醒自己，我的孩子们的生活如何与我的生活紧密相连。要紧的不是我的独一无二，而是我属于他们，是他们的父亲。他们的生活的点点滴滴都期待着我的在场。他们从未与我切割。他们的木板一直与我的木板绑在一起。

11　　我想象着，如果没有我，他们生活中那些让父母刻骨铭心的日常细节——足球训练，应对数学作业，高声朗读——会有怎样的不同。我痛苦地发现，想象中儿子、女儿没有我参与的生活的场景，竟然与我们过往共度的生活同样真实。我在脑海里看着他们的未来如何在没有我的情况下展开，随即抽离这样的思绪。

　　我的生命不只属于我自己，这种漂浮的思绪、温柔的共情，护佑我远离死亡。这种"生命被共享"的感觉从我的孩子开始，也向外延伸，参差的木材集合在一起组成木筏。我和我认识的、我爱的每一个人都在奋力踏浪前进，如果我现在倒下，所有人都会受到影响。在这种情绪下，我不再愤怒，而是在浮想、回忆、沉思、共情。

愤怒帮助我看清了自己，帮助我的身体和心灵在受到冲击后重新振作。而共情将我置于他人之中。在这种情绪中，我是否特殊不再重要。重要的是，我在其他人之中，在他们的记忆和期望中，为他们的生活形态提供支持，在困难时期充当浮标。既然我的生活不仅仅是我自己的，那么我的死亡也不仅仅是我自己的。当我理解到这一点，我又开始愤怒。一切，不能任其如此。

共情尽管与愤怒截然不同，却一起发挥作用。每种情绪都揭示了一个与我有关的真相和面向。二者缺一不可，皆为我所必需。我需要火把和木筏，需要火种和水源，需要孤独和团结，才能赢得健康，获得自由。这些对我而言确凿无疑，我猜想，对其他人也应是如此。

目
录

有时，自由是黑暗中的呐喊，是继续

前进的意志，是孤独的愤怒。我躺在

医院的病床上时需要这些。与此同时，

人要终其一生获得自由，也需要平静

的声音，友好的探访，以及相信自己

在疾病中会得到他人关注而非被抛弃

的信心。

美国痼疾

如果我死了，也不会有什么特别，只会成为悲伤 ¹³的统计数字的一部分。2020年最初几个月里，太多美国人无谓地死去了。每个月，每一刻，都有太多美国人无限接近死亡。我们听到的许诺一直是"我们会更长寿"，但我们国家人口的预期寿命已趋于稳定，五年来没有任何实质变化。最近几年，美国人的预期寿命甚至有所下降。[4]

在这个国家，生命的开端便是令人恐惧和不确定的。对孕妇的照护极不均衡，且严重不足。黑人女性 ¹⁴常死于分娩，她们的婴儿也是如此。[5]非裔美国女性所生婴儿的死亡率高于阿尔巴尼亚、哈萨克斯坦、中国和其他约七十个国家。美国作为一个整体，表现得比后苏联时代最像苏联的白俄罗斯，以及作为南斯拉夫内战的尴尬产物的波黑更差，更不用说其他四十个国家了。美国的青年人也已失去活力。不出意外的话，千禧一代的寿命会更短[6]，他们花在医疗照护上的钱却比X世代的父母或婴儿潮时代的祖父母更多。正值壮年的美国人也已今非昔比。中年白人男性中，自杀和吸毒致死者数量惊人。南方中年白人女性的死亡年龄也低得可怕。

在私人保险、区域性私人医院集团以及其他强大的利益集团主导下，我们的医疗体系越来越商业化，也越来越像数字诈骗。我们误以为医疗保险难免造成一些财富转移；但实际上，保险公司赚钱才是重点，医疗保险只是顺便。[7]如果生育过程本身不安全，且对一些人比对另一些人更不安全，这就很成问题了。如果我们的医疗照护体系以健康的名义从年轻一代身上榨取更多的钱，他们的健康状况却不如老一代人，这就很成问题了。如果那些曾经对国家抱有信念的人纷纷开始自杀，这就很成问题了。医疗的目的，不应是从患者短暂的生命中榨取最大利润，而应当是在漫长的生命历程中实现健康和自由。

我们所面对的痼疾其实很严重。我们比23个欧洲国家的人死得更早；我们比亚洲人（日本、韩国、中国香港、新加坡、以色列、黎巴嫩）死得更早；我们比我们自己半球的人（巴巴多斯、哥斯达黎加、智利）死得更早；我们比其他曾被英国殖民的国家（加拿大、

　　　　　　　　　　美国的痼疾

澳大利亚、新西兰）的人死得更早。其他地方在长寿排行榜上不断超过我们。1980年我十岁，相较于财富相当的国家的居民，美国人平均寿命短一年。到2020年，我五十岁了，预期寿命的差距已经扩大到四年。这并不是因为其他国家更有知识，或者他们的医生更出色，而是他们有更好的制度。

2020年，美国和其他国家之间的差距越来越大，因为没有哪一个民主国家像我们这样错误地应对新型冠状病毒肺炎疫情。日本、德国、韩国和奥地利，乃至所有富裕的民主国家的人民，面临的风险都比我们小，因为他们得到了政府更好的对待，他们更可能获取信息与照护。新冠病毒肆虐美国之前，在这片国土上，死亡也早已是司空见惯。我们的政治供给痛苦与死亡而非安全与健康，谋求少数人的利益而非多数人的福祉；我们在应对疫情上的失败，不过是这一痼疾的最新症状。

新冠病毒被发现时，我正在住院，从那时起这个国家就应当严肃应对这场疫情。在2020年1月，我们应该已经有能力对新冠病毒进行检测、追踪并控制其影响。这并不困难，远比我们贫穷的国家都做到了。

16

感染新冠病毒的美国人应该有机会获得医院床位和呼吸机，治疗他们的医护人员应该有足够的口罩和防护服。病毒非人，却可以测度人类。我们的表现根本不达标。十五万美国人白白送命。

17　　污染致死、阿片类药物致死、监狱内死亡、自杀、新生儿死亡、老年人的乱葬岗……我们的痼疾使我们对这一切都已经习以为常。这痼疾比任何统计数字所揭示的更严重，甚至比疫情本身更可怕。我们之所以活得更短、更糟糕，这是有原因的。有位总统认为他可以在疫情期间让美国人保持无知，并利用我们的困惑和痛苦，这是有原因的。我们的痼疾让我们孤立无援，受伤时不知向谁求助。

美国应当是自由的象征，但疾病和恐惧使我们不再自由。自由就是成为我们自己，按照我们的价值观和想法行走于世。我们每个人都有权利追求幸福，留下足迹。如果重病缠身到无法想象幸福，身体孱弱到无力追求幸福，那么自由就不可能实现。如果因缺乏知识而无法做出有意义的选择，自由也无法实现；与健康有关的选择尤其如此。

有些人不遗余力地加深我们的病痛和无助，"自由"一词从他们口中说出，更显得虚伪。如果美国的联邦政府和商业化的医疗体系导致我们不健康，他们就是在让我们不自由。

***

有时，自由是黑暗中的呐喊，是继续前进的意志， 18
是孤独的愤怒。我躺在医院的病床上时需要这些。与此同时，人要终其一生获得自由，也需要平静的声音，友好的探访，以及相信自己在疾病中会得到他人关注而非被抛弃的信心。这也帮助我活到了新的一年——我们的疫情之年。我在这里勾勒出的教训，来自我在住院笔记本上记下的想法和经验，讨论独立与团结如何共同发挥作用。

自由关乎我们每个人，然而没有任何人是不需要他人帮助的。个人权利需要共同的努力。《独立宣言》提出"人人生而平等"，结尾则是所有签署者共同捍卫这一原则的承诺。权利是我们确信我们应得的东西，但它只有在对当权者有强制力时，才会在这个世界上实现。

正如弗雷德里克·道格拉斯（Frederick Douglass）提醒我们的那样："人类的历史表明，面对自由进步的庄严要求，所有的让步都是通过最严肃认真的斗争产生的。"[8]这将是一场治愈我们痼疾的战斗。当我们要求将医疗照护作为一项人权时，这场战斗就开始了。

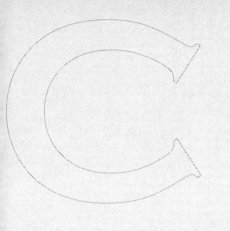
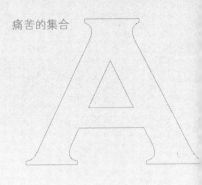

痛苦的集合

医疗照护是人权

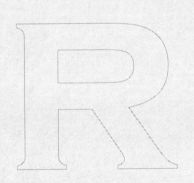
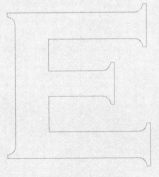

普遍权利或特权

记忆、死亡和集中营

1

我写这本书时，仍在接受治疗：吃药，接受检查，看医生。对我来说，写作也是治疗的一部分，只要能帮我进一步理解我们所面对的更普遍的积弊，我的病痛也有些意义。我记下那些我本不必经历的痛苦，那些任何人都不该有的处境，希望获得更充分的理解。

我生病时正身处德国。12月3日，慕尼黑深夜，我 ¹⁹
腹痛难忍住进医院，第二天早上出院。12月15日在康
涅狄格州，我再次入院，接受阑尾切除手术，不到24
小时后即再次出院。12月23日，我在佛罗里达州度假
时，手脚刺痛、麻木，又一次入院，同样在翌日出院。
之后我的状态越来越差，头痛，也愈发疲惫。

　　12月27日，我们决定返回纽黑文。我对佛罗里达
的治疗不太满意，很想回家。但最终决定和相关细节 ²⁰
只能由我的妻子玛希（Marci）来安排。28日上午，她
收拾好东西，招呼我们的两个孩子，准备出发。而我
是个累赘。哪怕刷个牙或是穿件衣服，我也不得不中
途躺下休息。玛希在机场安排了轮椅，带着我们跑这
儿跑那儿。

　　在迈尔斯堡机场，她去还租来的小汽车；我坐在
轮椅上，陪着孩子们在路边等。她后来回忆说："你在
飞机上几乎奄奄一息了。"到了哈特福德（Hartford）机
场，有朋友开车来接，玛希推着轮椅把我从飞机直接

转到车上，然后去和孩子们等着取行李。我们的朋友还不知道发生了什么；她看了一眼轮椅上的我，用波兰语抱怨："他们是怎么搞的?!"然后把我弄去前座。她开车飞驰去纽黑文，我则平躺下来，让头好受一点。

在纽黑文的急诊部办理入院颇费周折。我先得坐着轮椅从停车场折腾去急诊部大厅。有位医生朋友在那儿等我。当时我的肝脏已经出现大规模感染，并渗入我的血液中，但我毫不知情。感染已经引发败血症，我正命悬一线。守在急诊部门口的护士好像没太把我当回事；这也许是因为我没有抱怨，也许是因为协助我、为我发声的朋友尽管是医生，却是位黑人女性。[9]她已经提前打电话告诉医院我需要立即接受治疗，然而这并没有什么效果。

在大厅的轮椅和桌子之间瘫倒了一个多小时之后，我终于进入急诊室。从大厅跌跌撞撞地挪到急诊部的病床后，又等了很长时间，让我有空对自己的这番经历做些反思。我待过六个国家的多间急诊室，对此颇有心得。和美国大多数急诊部一样，这一间也人满为患，走廊上摆满了病床。六天前佛罗里达的医院甚至更拥挤。当天晚上在纽黑文，我好歹有了个独立的空间——不是一个房间，而是一个由黄色窗帘围出的隔间，与外面几十张床隔开——这已经相当幸运。

只过了一会儿，挂帘就开始烦我。要想在急诊科里得到重视，首先要弄清谁是工作人员，并能得到他们的注意。帘子拉起时，我看不清楚制服的颜色，更看不清写着名字的胸牌，我看不清楚路过的人，也就很难寻求帮助。第一个拉开帘子的医生直接下了判断，认定我只是疲累，或者可能是流感，就为我安排输液。我的朋友觉得这样不行，几次暗示医生我的情况其实更为严重。她说："他平时是参加赛跑的运动健将，现在甚至站不起来。"我的朋友告诉住院医生，这是我几天内第二次进急诊室，须得格外注意。这位住院医生不以为然地离开了，身后的挂帘也没拉上。这时我瞥见了收我入院的两名护士，听到他们的对话。"那个女的是谁？""她说自己也是医生。"他们在议论我的朋友，还笑了起来。当时我无法记下自己的感受，但后来补记道："那一晚，我险些命丧种族主义；而对于其他一些人，每时每刻都处在命丧种族主义的边缘。"

和美国其他地方一样，纽黑文夜晚的急诊室里塞满了酗酒的老人、带着刀伤或枪伤的年轻人。无论你是医生、护士、工作人员还是病人，纽黑文周六的晚上都不好过。当日恰好就是周六的晚上。我强忍着颤抖，裹上被单，回忆起另一个星期六晚上，同样在这个急诊科，在隔壁的小隔间里发生的一幕。

大约八年前，我怀孕的妻子在切面包时割伤了两根手指，情况危急，我和她来到急诊室。当时距离预产期只有两周，她的行动不及往常协调。我听到尖叫声，冲下楼去，试图止血，然后拨打911。显然，救护人员在怀疑是否发生了家庭暴力。他们看到我们跪在厨房的地板上，到处都是血，我把玛希的手放在她的心脏上方，还在向我们两岁的儿子小声解释发生了什么。见此情状，医护人员动作非常缓慢，并用训练有素而又克制的声调问话。

直到妻子上了救护车，医护人员才松了口气，还夸我们的孩子可爱。我在家等几位朋友过来帮忙照顾儿子，朋友到家后我才赶去急诊科照看妻子。我们等了好几个小时才等到专科医生；很显然，整形外科医生都不愿意在星期六晚上来急诊科。这位医生看到手指的伤并不严重，可谓如释重负，那是周六晚上的急诊室里能期待的最好状况了。我们刚走出急诊部大楼，想起玛希的围巾还缠在床边；我小跑着回去取，却发现缠着围巾的栏杆上已挂了一副手铐，铐着一个受了严重刀伤的人。围巾绕在他的脖子上。我也便作罢。

12月29日凌晨，时间在急诊科的小隔间里慢慢流逝，我有足够的时间来回忆。我做了流感检查，查了这个那个，速度很慢，也没什么结果。两周前我在同一家医院接受阑尾切除手术，但急诊科的人似乎都不愿意扫一眼我的电子病历。我从佛罗里达州的医院带了一个文件夹，里面有打印出来的记录和一张光盘，我强作镇定，把文件夹递给医生。他们完全不感兴趣。住院医生说："我们有我们的方式。"医生和护士们似乎连一个完整的句子都懒得跟我说，更不会花时间看我的病历。

我能理解他们为什么分心。即便我的情况在恶化，感染在血液中蔓延，挂帘外传来的熟悉的声音还是吸引了我的注意。帘子右边有个酒鬼，声音听起来是个老太太，一直在喊"医生！"或"护士！"；帘子左边的另一个酒鬼，是个贫嘴的流浪汉。别人问起他的腰带，他就扯到了"猎户座腰带"，把自己比作希腊神话中的猎人和强奸犯。每当女医生或女护士走近，他就说：

"你属于我；别妄图反抗！"有位女护士回嘴，说自己不属于任何人。他出院时，还被问了"在家里是否感到安全"这类例行问题。这问答简直荒唐，因为他没有家，马上就要回到冰冷的室外；他甚至在回答这些问题时，还绘声绘色地描述他在想象中如何性侵问话的女护士，简直污秽不堪。

两个警察坐在挂帘外，盯着两个受伤的年轻人。无事可做，警察们就凑在我的挂帘前，高谈阔论了一整晚。我由此明白了警署是怎么安排轮值的。我也听到了酒后驾车、无主车辆、家庭暴力等等故事，最受欢迎的话题是连警察也无力阻止的露天群架。有些故事很滑稽，比如有个女人被捕时，手里拿着铲子，膝盖上沾着泥土，正在破坏邻居的花园。

两位警官喜欢的话题不同：一个喜欢讨论官僚主义，另一个则偏好犯罪行为。那个喜欢谈论犯罪的人使用了"非人"（unperson and unpeople）这一术语。在乔治·奥威尔（George Orwell）的小说《1984》中，"非人"（unperson）指的是那些被国家消除了记忆的人。不过，这位警察似乎指的是被他视为罪犯的非裔美国人。我想和他说说这事，却有心无力。[10]

我已气息奄奄。在小隔间里待了三个小时，我高烧到104华氏度（即40℃）；血压也一路崩盘：90/50，80/40，75/30，70/30。我在生死之间徘徊。败血症是致命的，但我的病症没有得到任何救治。

在我命悬一线之际，挂帘外的声音从未停止。我的感官接收了这一切，我周围每个人所说的话都传入我的脑海，只是我无法反馈这些刺激。我已经失控或者说我已经没有足够的力气和活力来掌控自己。警察的谈话声不断传来，还有醉醺醺的叫喊声、鞋子踩在地板上的吱吱声、自动门的旋转声、触发自动门按钮的拍打声、轮床碰到门的撞击声。小隔间的挂帘随着经过的人而摆动，随着外面的风起舞。

***

我在清晨时分闭上眼睛，却仍看得到飘动的帘布。波纹有着催眠的律动，从右到左，如水母般起伏。帘子的颜色从黄色加深到赭石色。幕布边缘的墨黑色逐渐取代外面灯光的荧光白。

12月29日，从凌晨1点到6点的五个小时里，我很难保持清醒。每次我闭上眼睛，波纹状的赭色幕布就向我招手。我努力睁开眼睛，利用边上的血压表来对焦。不过，每次当目光从血压表的读数移向挂帘，我最终都不得不闭上眼睛。窗帘又变成了赭石色，波动也变得暗淡妖娆，我又陷入回忆。

原以为我的一生会如跑马灯一般在眼前闪过，但结果并非如此。对我而言更准确的说法，是自己抑制记忆的能力消失了。童年的画面重重地袭来，很有冲击力。我无法再诱导这些记忆为其他片段或新的想法让路。我变成了我自己真实经历的旁观者，而不再是裁判，这种感觉很奇怪。

至于成年时期的记忆，往往不是我经历了什么，更多的是我从别人那里学到的。只要专心读过，我就记得很清楚。三四十岁时，我大部分时间都在阅读与暴行有关的文字，它们往往以第一人称写成，关于德国的大屠杀与其他罪行，关于其他大规模枪击与饥荒，关于种族清洗，等等。现在，这些内容也不请自来，一一重现：一件接着一件，一本又一本书，一份又一份文件，一张又一张照片。

有个乌克兰男孩不愿在地下兵营被处决，要求让自己饿死在户外。一位波兰军官藏起结婚戒指，以免戒指在自己被谋杀后落入敌手。一个犹太女孩在犹太教堂的墙壁上写下给母亲的遗言："我们一遍遍地亲吻您。"我想起，一对没有子女的乌克兰农民夫妇收留了一个犹太孤儿，"以后你就是我们的女儿"，他们对她说。她记得，我也记得。我又想到，一位女性把犹太人藏在自己的公寓里，娴熟地装作没事发生。镇定自若，与生俱来的镇定自若。有张照片我二十五年来都在不停翻看，今晚再次出现在眼前：一位极为冷静、名为旺达（Wanda）的波兰犹太人。1940年，旺达违抗德国人的命令，拒绝前往华沙犹太人区，接着在整个战争期间保全了两个儿子。而她的丈夫，孩子们的父亲，被杀害了。 ²⁹

记忆中的文字和图像黑白分明，赭色的帘布也在背景中摆荡，不近也不远，既不在这头，也不在那头。我与他人同在。起初，这些亡者的故事令我不安，但我早已释怀。我从他们身上受教良多。在某种程度上，我延续了他们的记忆。因为母亲，旺达的小儿子没有被送进犹太区，后来成为一位历史学家，在五十五年后通过了我的论文。再二十年后，我找到了他母亲的 ³⁰

资料，亲笔完成这篇文章。生命不只寄于人之躯体；生命在人间传承不灭。

我讨厌那块赭色的帘布；死亡的通道，令人厌憎却又迷人，正是我所畏惧的。我从未将这些形诸日记；不思量，自难忘。

***

12月29日凌晨，我没有得到任何有效的诊治。输液后我的血压回升了一些，但仅此而已。每次和医生护士相处的时间只有寥寥数秒，连眼神交流都很少。我做完血液检测，他们却把结果搞丢了，还错报数字[11]、一走了之。医生和护士始终心有旁骛，这是美国医疗痼疾的表征之一。患者各有详情，但无人仔细追踪。

两周前我接受阑尾切除手术时，医生就注意到我的肝脏有病变，但没有跟进治疗，也没安排复查，甚至再没提到这个情况。12月16日，术后的第二天，我就出院了，当时给我开的抗生素剂量不足，也没有告知我该如何应对二次感染。12月23日，我四肢刺痛、麻木，再次入院。在佛罗里达州的医院，我自己对肝脏的状况一无所知，也就不可能告诉医生。一天后我又出院了。到了12月29日，纽黑文急诊科里没有人怀疑，我的状况可能与我的阑尾或最近的手术有关。纽黑文的医生们难以想象，他们的同事也可能犯错。这种自我维护的思维是常见错误，我们在压力下都容易犯这种错误。

　　纽黑文的医生们后来的确觉得哪里不对，怀疑是佛罗里达的医生犯了错。我很明显有细菌感染，他们便怀疑，是不是在佛罗里达进行的脊椎穿刺引发了脑膜炎。纽黑文的医生为此操作了第二次脊椎穿刺，但即使在刺穿背部、寻找脊髓液时也难免心不在焉。负责我的住院医生犯了一个明显的错误，她选择的穿刺点正是上次穿刺的伤口处，也就是可能引发感染的患处。主治医生只能要求她把针头先拔出来。任何人，面对任何工作，只要手机在侧，表现都会更差；[12]那两位医生的手机都保持开机放在一旁。我蜷缩在床上，脸靠着墙；我清楚他们并未关机，因为手术过程中手机响了三次。第一次铃响最难忘：长针正瞄准另一个穿刺点重新插入我的脊骨，住院医生的手机突然响起，把她也吓了一跳。我弯着腰趴在床的栏杆上，尽全力保持不动。

医生们注意力始终无法集中，而我的身体任其摆布。我的朋友曾电话询问为我做阑尾切除手术的医生；她完全不记得肝脏有任何异常，通话中也没提到过我的病历中有相关记录，当然其他场合更没提起过。如果急诊科的主治医生和住院医生心无旁骛，他们本可以花点时间，查看一下我之前的手术记录，留意到肝脏的问题，这样我就不用做第二次脊椎穿刺了。如果他们能和我多讨论一会儿，我就有机会给他们看我在佛罗里达州的病历，里面写了我的肝酶升高，这可是发生感染的重要线索。我甚至在纸上圈出了这些内容，但我没办法让医生们多看一眼。如果两位医生在脊椎穿刺前将手机静音，他们本可以好好操作，我也不用忍受针头在脊柱里搅动的痛苦。然而所发生的这一切，并非是因为我的运气不好；而是整个医疗系统的问题：医生仓促应对，频繁犯错。

我的败血症持续了很久。根据英国国家医疗服务机构的建议，败血症患者入院一小时内就要注射抗生素。我岳父也是名医生，按照他接受的培训，注射应当由医生亲自进行。而我呢，直到第二次脊椎穿刺后才注射了抗生素，足足等了八个小时。检查结果出来了，是阴性；九个小时后，挂帘拉开，我的床从隔间被拉到了手术室。终于有人发现了我在接受阑尾切除术后的扫描结果，注意到了一直被忽视的肝脏问题。[13]被忽视了两个星期后，再次扫描的结果显示，肝脏中的脓肿已经很大了。紧急进行过肝脏引流手术后，我终于住进了医院的病房，从2019年最后两天待到2020年年初。其间，我一边愤怒，一边试着消化这段遭遇。术后护理再次出错，我不得不又做了一次肝脏手术，加了两根引流管。

数周之后，我终于出院，身上新打了九个洞：其34中三个来自阑尾切除手术，三个给肝脏引流，两个来自脊椎穿刺，最后一个是手臂上注射抗生素的插管创口。我的手脚仍然刺痛，神经科医生对此的最新判断是，刺痛来自神经损伤，是我的免疫系统面对重大威胁的应激反应。

我写这本书时，仍在接受治疗：吃药，接受检查，看医生。对我来说，写作也是治疗的一部分，只要能帮我进一步理解我们所面对的更普遍的积弊，我的病痛也有些意义。我记下那些我本不必经历的痛苦，那些任何人都不该有的处境，希望获得更充分的理解。

从纽黑文的医院出院后，我听说同事们都很震惊，震惊于妻子和我在急诊科时，没有联系一些大人物来争取优待，毕竟我们能联系到几位对医院有着重大影响力的赞助人。我们完全没有想到这一点。这个系统如果的确是如此运作的，那真是无可救药。有些美国人靠着财富或社会关系而获得医疗照护，他们的确有理由高兴，因为只有他们能获得，其他人则没有。这

35　种感觉将我们人类对健康的关切蜕化成一种无声却深刻的不平等，从根本上损害了民主。在几乎所有的发达国家，每个人都能以最低的成本获得恰如其分的医疗照护，如此，我们才更可能以平等之心对待我们的同胞。[14]

对待任何事情，哪怕是生老病死，我们都没把"人人生而平等"的主张真正当回事，这正是我们的弊病的表现。如果每个人都能得到医疗照护，我们的身心都会更健康。如果我们不再因为自身的经济水平、社会地位而担心自己的健康与性命，焦虑和孤独感都会缓解。我们将享有更加货真价实的自由。

健康是生存的基本要素，对医疗照护的信心，与

自由密切相关。如果每个人都相信，自己在需要时就能得到医治，他们就可以把注意力和资源转向其他事情，做出更自由的选择，追求更大的幸福。相反，如果人们都觉得照护就应该根据某种优先顺序分配，那享受优先权的人，便会以无法取得优先权的人所遭受的痛苦为乐。如果医疗照护是一项特权而非普遍权利，获得医疗照护的人将会堕落，而得不到医疗照护的人则会丧命。每个人都被卷入这个看起来再正常不过的 ³⁶ 虐待狂体系：我们共同制造了一个痛苦的集合，而无法作为个体寻求幸福。

因此，美国的痼疾关涉我们所有人。我们都参与了这痛苦的集合。我们中那些过得更好的人，正在伤害那些过得不太好的人。当医疗照护成为争抢的对象，成为赢家也就意味着伤害他人，而自己得到的照护也会更差。他们被自己的相对优势所迷惑，没有意识到自己在伤害他人的同时也在伤害自己。如果医疗照护是一种普遍权利，我们得到医治的机会都会更好，都能从痛苦的集合中解放出来。为了我们的身体，也为了我们的灵魂，医疗照护应该是一种普遍权利，而不应成为特权。

***

　　出院几天后，大学因新冠病毒大流行关闭，我在校园封闭前赶去办公室。我想把医院日记复印一份，放在安全的地方。

　　我环顾四周，经年工作与旅行的积攒使得办公室 37 非常杂乱，桌上堆着杂物，地板上摞着书：一别数月，这一切对我来说似乎有点陌生。我准备收拾整理一番。但我实在心有余而力不足——只是把几本书放上书架，归档几份文件，我就不得不躺下。当我一脚从鬼门关踏回来，就试图寻找可行的路径，弥合"心向往之"与"力所能及"之间的差距，整理藏书和文件正是路径之一。归置纸张的过程中，我也想让记忆回归原位。我想让赭石色挂帘从我的脑海中消失。我不希望自己眼睛闭起时，连脑海中浮现什么景象都控制不了。

　　休息时我看向书架，开始重新思考那些我曾书写过的人物的经历，那些大屠杀的受害者和幸存者。我有好几本书写的都是直接、明确地剥夺人类生命的做法：枪杀、瘐毙、毒气。经过前人的启发，现在我也意识到，蓄意剥夺健康也是一种类似的伤害。[15]人也会被当作非人，被当作病源，而不再是需要照护和治愈的同胞。人可能按照各自的健康状况而被分类，然后在"其他人的更大利益"的名义下工作到死。

我的办公室有个专门的书架，放着与纳粹德国和大屠杀有关的书。其中一本收集了阿道夫·希特勒的信函、著作、演说。在希特勒第一封反犹太主义信件中，他称犹太人为"种族结核病"。[16]在某次流感流行期间，希特勒称人类就是一种传染病。希特勒上台后，纳粹指责犹太人在健康的德国人中传播疾病。在第二次世界大战期间，纳粹称犹太人为"伤寒细菌"。把犹太人禁闭在缺乏医疗服务的犹太人聚居区，果然使犹太人染病。[17]来参观的德国游客，把聚居区的恶疾当乐子看。犹太人一生病，纳粹分子便以此作为迅速处决他们的理由。希特勒吹嘘自己会清除欧洲的犹太细菌，"挑破脓疮"。

如果纳粹大屠杀代表了邪恶的极限，那善的极限又是什么呢？我们谴责希特勒的言行，我们自己的言行又如何呢？纳粹用医疗照护把人、次等人、非人区隔开。如果我们把他人看作疾病的受体或"宿主"，自己则是健康、无辜的受害者，那我们也与纳粹相差无几。如果我们真正反对纳粹的邪恶，我们就要努力思考，如何正确行事，达到良善。作为开始，我们至少要理解所有人都会受到疾病的影响，都有平等的权利获得医疗照护。

办公室另一个书架的书是专门研究集中营的。[18]集中营的管理者通常会优待健康的人，苛待生病的人。在漠视人类尊严和生命的地方，尽量榨取劳动力便是唯一重要的问题。集中营的运行逻辑，和医疗照护的逻辑完全相反。[19]行政人员将囚犯仅仅视为经济单位，医疗照护根据预期生产力进行分配。如此，管理者借助医疗手段判断谁可以被剥削得更久，谁应该早早被抛弃。只要还有生产力，强壮的囚犯就更可能获得照护，而弱者则只能等死，通常是被逐出营区，在集中营外自生自灭——这样他们的死亡就不计入营区内的死亡，不会出现在任何记录中。

如果我们都认同集中营是恐怖的深渊，那么良善的顶峰在哪里呢？答案可能不止一个，但无论个人在"生产力高低"或"是否有剥削价值"的标准下获得如何的评价，承认所有人都有获得医疗照护的平等权利，应当是这种良善之一。基于二十世纪的恐怖历史，很 ⁴⁰ 多明智的人，包括美国人，都得出了这样的结论。

"医疗照护是一项权利。"今天的美国人可能会觉得这是个很奇怪的想法。然而七十多年来，美国官方一直致力于推广这项权利。纳粹德国在第二次世界大战中战败，之后美国与苏联进入长期的冷战；其间，美国人促成起草并签署了若干协议，其中就规定了获得医疗照护的人权。

颁布于1946年的《世界卫生组织组织法》指出："享受最高而能获致之健康标准，为人人基本权利之一。不因种族、宗教、政治信仰、经济或社会情境各异，而分轩轾。"1948年的《世界人权宣言》指出："人人有权享受为维持他本人和家属的健康和福利所需的生活水准，包括食物、衣着、住房、医疗和必要的社会服务。"大多数国家的宪法都规定了医疗照护的权利。其中就包括日本和德国，这两个国家在第二次世界大战中被美国打败，其新宪法的制定也受到美国重大影响。 ⁴¹ 而今天，德国人和日本人比美国人活得更长、更健康。

医疗照护在全世界都是一项人权，这一点得益于美国人的推动。那为什么在美国，医疗照护反而不被视为人权呢？我们政府签署的协议为什么没能保护美国人？其他民主国家的公民享有我们无法享有的权利，并且比我们活得更长、更健康，我们应该接受这个现实么？我们中的许多人似乎坦然接受。为什么？

***

我们有求死之心，可能是因为"独立自主"与"团结一心"这两种精神和需要失去了平衡，同时还伴随着许多愤怒，而缺乏同理心的愤怒会伤害而不是巩固我们的自由。当我回想我的过往经历，回想我在这段健康危机前就有的病症，我隐约感觉到了这种不平衡来自哪里。

我在医院日记中画过一张简图，是一座小屋，我的孩子们在里面等我；还有一张画了俄亥俄州的一间谷仓。我比我父亲的父亲晚出生五十五年，他是个农民。我算个相当健壮的孩子，但我祖父的小臂比我的粗一倍。他的手和手臂上的青筋都很突出。当他握住我的手腕时，我就完全动弹不得。由于农机事故，他少了一两根手指，但似乎没什么影响。我的外祖父——我母亲的父亲，也是一位农民。虽然他从不细说，但他似乎什么都能做，什么都能修。他死在了他的拖拉机上。也许我的祖父们在他们劳作的一生中也抱怨过疼痛。但我想象不出他们抱怨的样子。没有人直接告诉我不要谈论疼痛，但我很小就了解了这一点。八岁时，我在父亲的木制雪橇上用手推一棵老橡树，左手腕有点骨折，我仍然一声不吭（直至看到X光片）。

十几年后在华盛顿特区，我打篮球时伤了左脚踝。我给脚踝绑上支架，静养了几天，然后拄着拐杖工作了一个夏天。当时我没有照X光，因为我既没钱也没保险。后来我再次摔断左脚踝，所幸那时我有了保险，得到了治疗。我在二三十岁时摔断过七根肋骨：五根是在篮球场上被别人肘击撞断的；另外两根呢，是我在巴黎一个被称为"恩典之谷"（Valley of Grace）的教堂建筑群中摔倒时，被自己的手肘硌断的。我的手指常在抢篮板时脱臼，而脚趾的骨折更是早已忽略不计。当然，所有这些都发生在我摔断背脊以及收到骨质疏松症的诊断书之前。现在我年纪渐长，但好在听从了一些明智的医疗建议，我的骨骼有所改善。

我第一次偏头痛还是在大学二年级，当时因为一个研究项目经常熬夜。1991 年我去英国学习历史，那时偏头痛已经更常发作了。努力忽视疼痛并不可行；自己的脑袋可无法摆脱。在有效缓解偏头痛的药物（曲普坦类，triptans）出现之前，无论在欧洲还是美国，无论我在哪儿生活、工作，每隔几周就得去一次急诊室。偶尔我也会痛到晕倒。药物一上市我就开始服用，去急诊室的频率随之减少到几个月一次。

2019 年 12 月我生病时，我对疼痛的隐忍完全没帮44 到我。在德国出差期间，我的腹部就开始疼痛。我大半夜在慕尼黑叫了辆出租车去医院。我当时没能向医生表明我到底有多痛。我看起来状况尚可，也没怎么抱怨，医生于是让我出院。德国医生认为我得了病毒性感染，告诉我腹痛还会持续一阵子。

阑尾穿孔时，我还没有意识到情况有多严重，并没有太把疼痛当回事：毕竟，我被告知我有感染，会痛上一阵子。我在德国完成了工作，带着穿孔的阑尾飞回美国。在家持续疲惫异常几天后，我入院接受了阑尾切除手术。那时，破溃的阑尾已经在我的肝脏里埋下了感染的种子，这在手术前的扫描就看得出来。德国医生似乎忽略了我的阑尾炎；美国医生当然也忽略了我的肝脏感染；我也难以清晰表述身体上的疼痛，这使得一切雪上加霜。

我对痛苦的耐受，与拯救我生命的愤怒，其实有着共同的源头。这种耐受帮助我完成了我珍视的工作。然而，我相信自己和其他美国人一样，隐忍痛苦也会使我们更脆弱。没有人能够无限期地忍受极端的痛苦。⁴⁵如果有药，我们迟早会去吃。如果无处求助，没有其他形式的医疗照护，我们就会持续不停吃药。如此，忍受痛苦的常态不知不觉地变成不停吃药的常态。永不改变的，是人与人之间真实接触的匮乏。正如数百万美国人所经历的那样，我们很容易从"沉默地痛苦"滑向"沉默地上瘾"。

住院时，医生在第三次手术后给我开了羟考酮（oxycodone）。我没有服用。为了进行第二次和第三次肝脏引流，医生刺穿我的皮肤和腹壁，我妻子和手术期间陪伴我的医生朋友在这会儿聊过几句，我后来读到了她们发的短信。

"我会再试着和他说说吃不吃止痛药的事。他对阿片类药物一直都很警惕。"

"他想吃的时候再说吧，玛希。我也很担心阿片类药物。"

我的警惕事出有因。我在腰部骨折后服用过这些药物，当时我很讨厌自己服药后既不清醒也不嗜睡的感觉。我哥哥是名物理学家，也曾接受过几次手术，他说他的大脑对阿片类药物的反应很强烈，比手术和麻醉还难受。最重要的是，我一看到羟考酮就不由得想到，在阿巴拉契亚和中西部各地，人们偷偷把药瓶子藏匿于手套箱或工具箱里，又或者坐垫下面。

过去几十年里，明智的医生教会我，疼痛和药片并不是医疗照护的全部。1992年在伦敦，治疗我的偏头痛的医生告诉我"把自己交给他人"，我当时听得莫名其妙。1994到1995年，我在巴黎独自学习和生活了一年，我的偏头痛更加严重，开始影响视力。我无法阅读，甚至没办法看电视来转移注意力，这才意识到问题严重了。有天晚上，因为看不清路标和地图，我跌跌撞撞地来到一家医院，倒是因此练习了一番"感到晕眩"和"看到星星"用法语怎么讲。

后来我在巴黎也看过一位神经科医生。我没多少钱，但花费也很低。去医院的路上，我坐公交车经过埃菲尔铁塔。我一直看着它，又看向车上的巴黎乘客，所有人都对铁塔不屑一顾。神经科医生仔细地检查了我的情况，做了几个检验，他认为我病情恶化与离我所爱的人太远有关。还是年轻人的我，认为他要么是太"法国"了，要么就是在取笑我。很久以后，我才明白他的意思。[20]

新世纪的头一二十年间，我因为偏头痛在欧洲看过不少神经科医生，那时已经有了特效药，我只盼着他们给我写个处方就放我走。然而，欧洲的医生不只是向我解释偏头痛的诱因，还总与我讨论生活方式，试图了解我看重什么，平时都做些什么。在维也纳，我的内科医生将我转诊至一位神经科医生，后者与我谈笑风生。他说如果自己也必须和我一样不能吃炸肉排，不能喝葡萄酒，他宁愿一死了之；我不禁大笑。几年前，我晕乎乎躺在柏林的一间急诊室里，深夜时分，医生坐在我的床边，谈论我一天的生活。她给我用了我需要的药，也给我写了张处方，可以在附近随便一家通宵药店买药，但她还是想花些时间和我聊聊，了解我作为一个外国人，为什么沦落到大半夜进医院。

我们有的药品，法国人、奥地利人、德国人一样有，而且价格更低，更容易买到。在德国，只要我花点时间向药剂师解释我的情况，不需要处方，就可以在任何一家药店以几欧元买到偏头痛的药，甚至在机场或火车站的药店也是如此。在美国，这绝无可能。这其中的差别，不在于我们有灵丹妙药，欧洲人没有；而在于，欧洲的医生在开处方之外，还有时间做些别的。我钦佩那些真正有时间，愿意和病人一起思考，并且看起来真的关心病人的医生。我逐渐意识到，他们的工作环境能够促进和鼓励所有这些重要的投入。这样的体制不仅运转得更好，成本也比美国低。

　　我很幸运在国外曾获得这些照护，这些经历也帮助我认识到，除了药片和疼痛之外，我们其实还有其他选择。如果每次预约的看诊时间能不止15分钟，医生看着病人而不是盯着屏幕，病人就能更好地讲述自己的经历，获得更深的理解。药物治疗很重要，但并非万能。

49　　在新年夜的纽黑文医院，一位护士本应以皮下注射的方式，把偏头痛的药打入我的脂肪组织，但错误地通过静脉注射直接注入了血液。我当时的感觉仿佛小时候摸到墙上电插座，然而这次触电持续时间更长。我不得不因此在慌乱中又做了心电图检查。这次意外提醒我，曲坦类药物可能引发心脏方面的问题，而我的医生一直努力控制我的摄入量。多年来大家总在说偏头痛要吃什么药，出院后我就对此非常谨慎了。

如果我们没时间交流，找不到替代方案，我们似乎就不得不在疼痛和药片之间做选择题。在我们国家，大家靠药品广告获得健康方面的信息[21]，而我们被持续地教导：痛苦是我们个人的责任，药丸便是解决方案。止痛药一奏效，我们就很容易忽略疼痛背后的问题，这可能反而带来更大的危机。当我们不停加大剂量，或者发现药物不再起效，新的麻烦就出现了。要么独自承受痛苦，要么自己找药来吃；这看起来似乎是个自由选择，但选择的后果显而易见，我们也就因此被奴役其中。

美国人先是否认疼痛，后又否认止痛药滥用的问题。他们从硬扛、不吃药，滑向只靠吃药苟延残喘。[50]如果生活只能在疼痛和药片之间选择，我们的结局只会是过剩的愤怒和严重匮乏的同理心，过分孤独而无法从他人那里获得支持和力量。

如今我们遇到的困难，比我祖父那一代人的更严重。[22]那个时代的人经历过大萧条，参加过第二次世界大战。在新冠疫情隔离期间，为了给我的孩子们打气，他们的祖母寄来一张与她父亲参加太平洋战役有关的明信片。她想传达的信息是，那是一个比当下更艰难的时代，当然这也是事实。但是，战后的四十年是一个社会阶层向上流动的时代。从这个角度来说，过去的四十年是异常艰难的。制造业的工作岗位数量在1979年达到顶峰。今天，工厂的工作不仅机会更少了，也更不可能获得福利和工会会员资格。"就业权"的宣传一直教导美国人，我们应该单干、拒绝工会[23]，因为工会只会带来更差的工作条件、更淡漠的工作友谊、更严重的种族主义、更差的医疗保健，以及更多的愤怒。

以小农作业为生也越来越不可行。[24]我小的时候，农民似乎都百毒不侵，现在农民自杀人数比其他任何行业都多。[25]针对农民的联邦自杀干预热线也取消了。美国梦的堡垒又被拆卸下一块。福利国家的本意，是为那些勇于开拓的孤胆英雄，提供集体的、团结的支持，但现在看来已绝无可能。

在农场和工厂，强健的体魄便是收入的保证。忍受痛苦是生产力的一部分。咬牙硬撑可能是正确之举。

　　　　　　　　　　　　　　美国的痼疾

直到二十世纪八十年代，努力工作的美国父亲们的确会为他们的子女提供更好的生活与机会。但现实已经改变了。经济变迁，福利削弱，咬牙硬撑、忍受痛苦也都没什么回报，人们很自然地陷入了困惑。现在，从事体力劳动的美国人变少了，身体疼痛却更普遍了。可悲的是，痛苦已经成为经济的一部分，也成为美国政治体系的一部分。过去，美国的政治家们竞相提供美好未来的愿景。现在，我们的政治有相当部分是对痛苦的勾兑与操纵。

医疗的商业化便是问题的一环。二十世纪九十年 52
代出现的"药物工厂"（pill mills）体现了医疗系统最极端的形态——赤裸裸地让患者在痛苦和药品之间选择。药物工厂指的便是那些只致力于开阿片类药物处方的医生的办公室，而且经常是现金交易。第一间药物工厂在俄亥俄州的朴茨茅斯（Portsmouth），离我祖父母的农场只有70英里（约113公里），我年轻时，那是一个有着繁荣制造业的小镇。有一年，那里开出了一千万剂量的阿片类药物，但朴茨茅斯所在的肖托郡（Scioto County）只有八万人。[26]对那些开始吃药的人，忍受苦难已经毫无意义；但对那些不需要吃药的人，苦难就是有利可图的生意。

　　不分性别、年龄、社会背景，阿片类药物对所有人都是个问题。南方的白人女性寿命变短就有这方面的因素。[27]中年白人男性的预期寿命已经不再提高。[28]他们孤独的、自我牺牲式的美国梦已经失败，离开曾经由工会和福利国家提供的支持，他们已经被抛弃在自怨自艾中。如果我们除了孤独的愤怒外一无所有，我们一定会失败、上瘾、听信歹人，伤害我们所爱的一切，最终死去。阿片类药物霸占了我们的精神，让我们无法思考，无法考虑孩子、配偶、朋友或其他任何人。

53　　疼痛和成瘾构成双重的绝望，这也影响了我们的政治。生活在受阿片类药物困扰的地方的人纷纷投票给唐纳德·特朗普。在2016年11月的大选中，特朗普在某个郡是赢是输，最准确的预测指标便是阿片类药物的滥用程度。[29]在肖托郡——阿片类药物流行的原点，特朗普先生在2016年获得的选票比米特·罗姆尼（Mitt Romney）在2012年获得的选票多三分之一。唐纳德·特朗普能赢下宾夕法尼亚州，倒是个惊喜。他在宾夕法尼亚州的几个郡赢得多数，而四年前这些郡是巴拉克·奥巴马拿下的。这几个郡都有阿片类药物滥用问题，并因此陷入公共卫生危机。同样的情况也发生在俄亥俄州，巴拉克·奥巴马获胜的一些郡在四年后被特朗普赢取：这些郡几乎都存在严重的阿片类药物滥用问题，只有一个郡是例外。这些人在绝望中的投票，如同绝望中求死的意志，我完全理解。[30]但结果却要由其他人承担。绝望的选民把票投给那些贩卖痛苦的政客，不再关心自己和家人，也不再关心其他人。

　　适当的独处是有益的。如果我们不清楚如何做自己，也就无法自由。然而，过分与世隔绝，也无法获得真正的自由，无论是形单影只者还是其他人。孤独的愤怒是自由的一部分，但也仅仅是一部分。如果没有他人的帮助，我们的愤怒不仅无法继续保护我们，也会对所有人造成威胁。我们的骄傲可能会转变为怨愤，觉得其他人才需要帮助，而忽略了我们自己其实也需要。盲目地把怨气撒在别人身上，并非自由的表现，反而让那些政客有机可乘，而怨气正是这些政客助长的。从痛苦到绝望，从骄傲到怨恨，这种恶性循环式的衰败正是特朗普这样的政客一手掌握并激化的。正因为盼望着人们因苦难而踉跄，他们反对改善医疗照护体系。操纵痛苦便是他们的政治手段；他们所宣传的恰恰是一个死亡陷阱。

这些政客告诉白人，他们如此骄傲而正直，根本不需要保险和公共卫生；他们说这些服务只会被那些黑人、移民、穆斯林等不值得的人所滥用。这些捧杀之辞在加速死亡：美国白人被告知，要做孤立的个体直面痛苦，如果他们承认自己需要支持，他们就背叛了自己和祖国。政客们兜售的说法是，只有深色皮肤的"话痨"才会求助。当然，说这种话的民选代表，他们自己享受着政府提供的医疗照护服务，也充分理解其重要性，只是拒绝向选民提供罢了。然而，虚伪已经是他们最微不足道的罪过了。他们一边谄媚选民，一边又拒绝提供医疗保健的公共服务，这何止是过失杀人，简直是以虐待为乐。[31]

基于痛苦的政治操弄会造成大规模的死亡，而每个人都被卷入其中。你可能会怀疑，医疗照护可能被不值得的人滥用，因而反对公共医疗服务；这个逻辑就像把别人推下悬崖，然后自己也跳下去，却又指望着刚被你推下去的人能作为垫背，救自己一命。这就像俄罗斯轮盘赌，你在自己的左轮手枪筒里装一颗子弹，在另一个人的枪里装两颗。但是，要不要考虑一下，这悬崖谁都不跳，这俄罗斯轮盘赌谁都不参加，如何？我们所有人都活下来，都活得更久，更好，如何？

要么吃药，要么活在痛苦中，前提是我们有其他的替代选项；合理的医疗照护意味着，人们在需要的时候能够及时获得，或者说，合理的医疗照护能够在人们需要的时候识别出这些人。"就医更方便"只是一方面，我们也要有其他更简单的办法来维持健康。例如，许多身体疼痛最好通过物理治疗和体育锻炼来消除。这种方案需要面对面的互动，而且不会像药品和手术植入那么急功近利。如果我们真的关心美国人的 56 健康和自由，就应该为所有人上保险，并且所有缓解疼痛的项目都应该在保险范围内。我们需要打造一个团结、相互支持的系统：这项工程没有任何个体能够独立完成，但一旦完成，每个人都能从中受益。

***

人们很容易接受现状。在痛苦和死亡中寻找意义，也很有诱惑力。但这样一来，饱含善意的美国人就很容易为那些造成伤害和杀戮的当权者找理由开脱。有人死了，我们告诉自己"只能如此"，"这种事会发生背后是有原因的"，"这是上帝的旨意"。因为这种信念，我们永远不会对商业医疗体系提出真正的挑战；而正是这个体系，为了利润剥削我们，从未真正把我们作为上帝的子民来对待。只有从中汲取经验，我遭受的苦难才有意义，否则就算死了也是白死。我的美国同胞遭罪、死去，而少数人靠着商业医疗体系发财，我不相信这是上帝的旨意。

很多人以传统为借口，主张十八世纪的开国元勋们可不知道现代公共卫生体系是个什么东西。当然，57很多事情他们都没想到。作为一个公民和一个历史学家，我不相信国父们希望美国人活得比应有的标准更短、更糟，而少数人靠着多数人的疾病敛财无数。好的政府意味着正义、安宁、福利、自由——宪法序言中的乐观主义精神响彻了几个世纪，也应当为每个人提供保护。如果我们真为宪法感到自豪，理解它的宗旨，我们就会在自己的时代践行国父们的夙愿。

得了病硬扛而不求医，在两百年前可能是有道理的。我出院后回到新冠病毒的疫区，在家避难，和两个上小学的孩子一起远程学习，并和我儿子一起阅读革命时代的历史。我们学到，乔治·华盛顿接受过三位医生的四次放血治疗，之后就去世了；要是他不找医生，结局很可能更好。本杰明·富兰克林（Benjamin Franklin）曾写信给约翰·杰伊（John Jay），说自己害怕药物远甚于害怕疾病本身，这在当时也有其道理。要想打消有些人对独立战争的浪漫主义情怀，最快的办法是带他了解战争中的伤员是如何被医治的。 58 当时的人对"感染"这回事一无所知，所以医生不洗手，也不消毒切割工具。截肢通常很野蛮，如果出现脓液和肿胀，没人觉得是什么感染，还会被误认为是愈合的迹象，而治疗烧伤的办法是给病人放血。殖民者的预期寿命约为四十年，而被他们奴役的非洲人活得更短。诸如天花这种从欧洲带来的疾病也极大地缩短了原住民的寿命。

若说我们那些重视正义、安宁、福祉的国父们，希望我们再重复一遍他们在医学史上的惨烈经历，我绝不相信。当然，他们也从未说过这样的话。事实上，他们在与彼此的通信中，对自己的和朋友们的疾病，对困扰着年轻共和国城市的瘟疫，都表达了许多伤感之情。[32]有一年的国会便因为黄热病流行而无法召开，而当时的人对这种疾病还所知甚少。[33]我们现在知道，它是由蚊子传播的，并且研制了疫苗。本杰明·富兰克林、托马斯·杰斐逊（Thomas Jefferson）和他们的同伴投入了很多精力，来研究如何保护美国人，使他们免受黄热病、天花和其他现在已经有了疫苗或有效治疗方法的疾病的困扰。杰斐逊认为，除了道德，健康是良好生活的最重要因素。

现在我们对自然界有了更多的了解，也就能把医疗照护视为一项人权。宪法并不禁止我们这样做。恰恰相反，宪法的作者们有大智慧，明确指出"宪法中对某些权利的列举，不应被解释为否认或贬低人民保留的其他权利"。这就为医疗照护的权利留下了空间。如果我们接受杰斐逊著名的"生命、自由、追求幸福"这三项最基本的权利，那么医疗照护的权利也就因此成立。既然我们有生命权，我们就有获得维持生命的方法。如果我们有追求幸福的权利，那么我们就有权获得照护，因为如此我们才有能力、有机会追求幸福。杰斐逊说得没错，没有健康就没有幸福。自由的权利也意味着获得医疗照护的权利。我们生病时就不自由。当我们处于痛苦之中，或者焦虑于即将到来的疾病，统治者就会操弄我们的痛苦，对我们撒谎，并剥夺我们其他的自由。

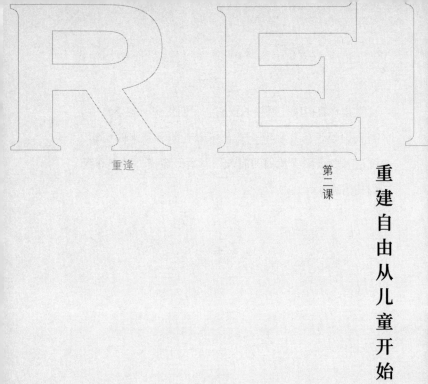

重逢

第二课

重建自由从儿童开始

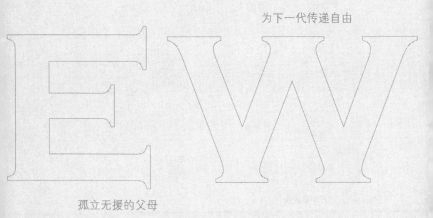

为下一代传递自由

孤立无援的父母

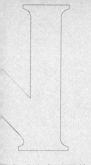

2

我们把自由理解为不受约束，这当然是自由很重要的一部分。然而，在生命的初始，不受约束的自由显然是不够的。对于新生儿来说，无束缚的独处，那也并非自由。孩童相较于父母，其自由的实现更有赖于他人的帮助。

在医院日记中，我记录下我的孩子们一月份都做 了哪些事。"足球训练更勤了。""朋友E和朋友A过来玩。""开学了。"他们知道我出了状况，但还能早早起床去上学，我真的很为他们自豪。我病重那会儿，他们没法探视，我靠着妻子的转述了解他们的生活。孩子们也给我写纸条，给我画画，我把它们贴在墙上，或折起来夹在日记本里。我刚刚可以下床活动，他们就分别来看我。女儿想抱抱我，喂我吃东西。儿子对我说："爸爸，我总梦见你死了。"

无论我住院还是出院，待在自己的办公室还是因 为疫情进不了办公室，我心里想的一直都是我的孩子们。病最重的时候，我的愤怒与他们有关，也因为他们，我更想搞清楚问题究竟出在哪里；但即使这些情绪慢慢消失，我还是有撕裂的感觉。他们失去了什么，我失去了什么，我们共同失去了什么，这种巨大的失去感，根本不是几天之内就能消化的。学校关闭后，我每天在家陪着他们，但生活中的日日夜夜还是布满了这种痛苦和折磨；哪怕在家里，只要他们离开我的视线我就很焦虑，睡梦中都在不停寻找他们。

有天晚上我从噩梦中醒来，意识到自己从未备份过他们小时候的生活照。我立刻起身，下了床。我的梦教会了我如何弥合这种分离感；即便我依旧虚弱，但至少可以借由过往的记录，维持着孩子们与我的联结。我找到那台旧电脑，一番操作，找到一块硬盘，立刻开始动手备份。备份时照片倒序掠过屏幕，记忆随之闪回。照片备份结束，记忆回到起点，那是儿子刚出生时的照片，他在蓝色褥褓中，戴着手套，那么小。

***

虽然那些是孩子的照片，但我所感受到的痛苦，任何人都会感同身受。新生命诞生，每位父母都会经历某种前所未有的独特体验，然而这种独特体验又是这星球上为人父母者共有的感受。这14810张照片带着我回溯了过去的十年，我在思考，孩子的降生也是生命的更新，到底有哪些因素让这一过程更加顺利或更加艰难。蓝色的襁褓和手套属于奥地利维也纳的一家公立医院，我儿子就在那儿出生。那家医院、那座城市当然让整个过程更轻松顺利。那次怀孕和分娩对我和玛希都是第一次，整个过程让我们从内心深处感受到什么才是好的医疗照护：服务贴心且花费不多。

2009年到2010年的数月间，我们在维也纳接受的产科护理，几乎完全是免费的：除了每月一点基本的保险费，我们只花了很少的看诊费用。我们额外花了 ⁶⁴ 点小钱去看了一位朋友推荐的私人医生，当然我们完全可以去看免费的产科医生。从怀孕开始，我的妻子领到了一本很有用的"母婴护照"（mother-child passport），这本"护照"在全国范围内通用，记录了直到产后护理阶段的医生看诊情况、各种检查结果和疫苗接种情况。每次我妻子去医院或诊所，护士或医生会招呼我们并要求查看这本"护照"，而不是一味盯着屏幕。

维也纳市为我们提供了有补贴（而且很生动）的分娩课程。奥地利人通常对外国人讲更通用的德语，在私下却常用更难理解的方言。我不怎么听得懂，就自己在垫子上用球和铃铛做些常规动作。但分娩教程很有趣，使得怀孕的过程更加社会化，有更多机会与他人交流。大家受孕时间相近，所以我们有机会遇见许多处于相同孕程的陌生人。我们也因此结识了一些朋友，他们的孩子也已经和我们的孩子一起长大。

经历了从怀孕到孩子出生的每个阶段，即便我们是外国人，也能感受到这里的医疗系统是为孩子和我们设计的。在这里从来不会有美国商业化医疗体系下那种令人毛骨悚然的时刻：你搞不明白为什么要做某件事或不做某件事，为什么要用一些模模糊糊的表达，或者为什么某位医生或护士表现得莫名其妙甚至一走了之。在美国，人们总是觉得有某种利益的逻辑，隐在幕后支配着整个过程；事实也的确如此。在奥地利，目标则很清楚，一切为了未出生孩子的福祉。产前检查是强制性的，是获得国家福利的前提。

不同医疗体系对时间的安排就体现了利润逻辑和生命逻辑之间的差异。奥地利的女性被告知，在孕程的第三阶段，如果出血、羊水破了或宫缩间隔20分钟内，就要马上入院。在美国，准妈妈们则要等到宫缩间隔三四分钟时再去医院。这就是为什么有那么多美国的婴儿在汽车后座上出生，那么多美国母亲和新生儿最终死亡。美国的体系担心准妈妈们去医院太早，在医院的病床上待太久；而奥地利体系的设计初衷，就是让准妈妈们能及时到达医院，健康生产。

我妻子在维也纳一家公立医院分娩，那晚我们立 66
即被送进了一个干净、安静的房间。需要我们签署的只有薄薄一页文件。我们担心自己来得太早，但并未受到任何需要回家的压力。玛希的产程很长，艰难而复杂，所以我们很庆幸当时早早待在了医院。分娩后，母亲和婴儿要在医院里待上96个小时。如此要求，是为了确保新生儿在生命开端获得良好的照护，并让母亲学会母乳喂养。

早上9点到下午5点是探视时间，在此期间我观察这里如何运作。医院每天都开有如何给婴儿洗澡和换尿布等相关课程。护士们在病房里巡视，调整哺乳姿势，随时进行指导。这里的新妈妈们可能享受不到美国人期待的那种隐私，但确实得到了专业人士持续的关注，而这些专业人士的首要关切便是婴儿。护士们并不太在乎母亲对母乳喂养有什么感受，他们的目标很明确，即确保如期开始母乳喂养。护士们技术娴熟，新生儿和母亲在四天后也都已应对裕如。在奥地利，

大约百分之九十的母亲习得母乳喂养。出院时，母亲
和婴儿都已经做好了准备。我们没有签署任何表格，
也没有任何账单要付。

分娩课程中，我一直是大家怜悯的对象。每期课
程开始时都是伴侣双方共同参与，在此期间我和妻子
共用一个垫子，被维也纳方言中描述身体部位的各种
俚语搞得晕头转向。然后按性别分组，各自谈论共同
关心的问题。我不知道美国男人在这时候会谈论什么；
奥地利的爸爸们谈论的都是他们的福利国家给予他们
的自由。他们可以在三种育儿假中进行选择，在我看
来，每一种都慷慨到难以置信。也有人正在讨论如何
在父亲和母亲之间分配两年的带薪育儿假。我向这些
新朋友解释，由于我在大学工作，我和妻子能够获得
相对不错的产假待遇；他们则认为，夫妻双方各有一
个学期的产假是绝对不够的。我告诉他们美国的育儿
假标准，显然吓了他们一跳：母亲可能有12周的假期，
但也可能什么都没有；而父亲则一点都别指望。这种
方案在他们看来非常野蛮。他们是对的。这就是野蛮
的。这种产假安排让父母和孩子们都更不自由。

我之所以觉得伴侣双方各有三个月的育儿假很慷

慨，是因为在我们的观念里，我妻子的待遇已经比其他美国人好；这一点是他们点醒了我，也让我很羞愧。我自己的态度助长了这一普遍问题。与别人相比，我拥有不那么糟糕的医疗照护，我因此觉得相对满意，但也遮蔽了整个系统的灾难性问题，让我看不到它本可以多好。每个美国人都可以，也应该享受更好的育儿假，比我和我妻子的更好。如果奥地利能做到这一点，为什么美国不能？每个奥地利公民，无论地位和财富如何，都有比我更好的选择。和许多美国人一样，我也被骗了，竟然觉得我们所拥有的医疗照护和公共服务不太糟糕。我的朋友们很中肯地指出，每个人都应该拥有同样的选择，而这些选择应当足以让一家人渡过难关。

儿子出生后，我想多花些时间陪他，从而让他母亲多休息，于是在喂奶间隙带他在维也纳散步。我很喜欢推着婴儿车在城市里散步。无论外部条件如何，我相信自己都会这样做，但认识到政策如何改变实践、实践如何改变规范还是很重要。因为有了育儿假，带着婴儿到处走便是男人们应该做的事。偶尔和其他男人彼此点头致意感觉也不错：嘿，我们是爸爸，这是 69

多好的事啊。儿子睡觉时，咖啡馆的侍者很友善地待我，这种感觉也很棒。

有了这样的遭遇，我对德语的态度也有点改变了。二十世纪的种种恐怖历史让德语成为一种指向死亡的语言。但当人行道上的老太太夸奖我的孩子漂亮，德语就又成为指向生命的语言。

***

两年后，我们第二个孩子在美国出生，经历就完全不同了。

儿子出生时，没有人工催产，也没有进行剖宫产。维也纳公立医院的产科医生在接生时非常耐心，远比他们的美国同行耐心得多。我妻子在第二次怀孕时已满四十岁，所以按照规程，要在预产期前进行人工催70产。这种规程并不合理：重要的不是年龄本身，而是随着年龄的增长，女性更可能出现的某些情况。

无论大事小事，都有一堆冰冷的规定，把病人和他们的护理人员隔离开。电脑程序的设置是为了结算费用，而非照顾人类的基本需求。医生和护士为了遵守规程，重新规训自己，而忽视真实的病人。我住院时在日记中记录了一些例子。

我需要按时服药。一方面因为我已经对这个系统失去了信任，另一方面也希望晚上能入睡，我专门写下了服药时间和每次的剂量。每六小时，我可以服一次对乙酰氨基酚来止痛。我专门嘱咐护士不要太僵化，不要仅仅因为到六个小时了就在大半夜叫醒我。但这样的请求并不总是奏效。如果我跳过一次服药，我就需要试着向护士解释，服药时间表也需要重新调整，因为下次服药并不非得再等六个小时，而应该是随时都行。护士们有时会配合我，有时则只听电脑屏幕的。有时我夜晚要吃三种药，分别在10点、11点、12点。有经验又乐意帮忙的护士会在白天调整服药时间，如此磨合几天，我就可以同时把三种药一次吃掉，然后安心睡觉。帮助病人睡觉竟然会违背制度，这很荒谬。然而，仍有护士坚持认为一定要按照电脑的指示行事，因而按照电脑的安排把我叫醒，以满足算法的要求。

对于怀孕这种更紧要的事，服从电脑屏幕的代价可能要大得多。只要电脑程序判定"怀孕"和"四十岁以上"这两项标准达成，就会要求在某个日期前进行催产，对于医务人员来说，听从这些要求、解决电脑屏幕上的警报，要比了解这个女人的具体情况更容易。人们的注意力默默转向了算法——这种无生命的、并不真的在乎他人的代码——而忽视了正在努力创造生命的母亲。虽然我的妻子很健康，孩子也很健康，但我们还是被这种机械逻辑困住了。经过努力，我们最终在人工引产前争取到了三十分钟来尝试顺产。令人高兴的是，第二次分娩比第一次更快，更顺利。

生产后时钟又开始滴答作响，这次是要把我们从产房里赶出去。与维也纳不同，这里没有了我们已经习惯的那种母亲、婴儿、护士、父亲一起的喧闹，而是要我妻子独自待在一个小房间里。她好不容易才回忆起如何鼓励新生儿吃奶；周围也没有人帮助促成这个生命之初的关键环节。我们的确拿到了一份复印件，上面有一些乳房的示意图和一个电话号码，但这完全无法替代一个有经验的、一直守在附近的护士。我们还收到了一大堆文件和过多的账单。我们最后还是通过那个电话号码，去见了哺乳顾问。在美国，找哺乳顾问的人要么有很好的保险，要么有闲钱，而大多数人并不具备这种条件。这样一来，从婴儿的最初几个

　　　　　　　　　　　　　　美国的痼疾

小时，不平等就开始影响他们的生理发展。我们打造了一个不平等的生命起点[34]，这对于"人人生而平等"的理念而言是极不光彩的。

从摇篮到坟墓，我们只能接受这样一个商业化的医药体系，因为我们选择了这种方案。但其实还有更好的方法。在奥地利，儿子出生后，我和妻子在离院时收到了医院发给我们的一个工具包，里面有婴儿衣物和毯子，外面套着一个很实用的尿布背包。我们还收到了一份指南，列明维也纳市提供的所有服务，包括对在照顾孩子这件事上有困难的母亲的个人支持、公立托儿所、公立幼儿园和公立学校。所有这些服务都是免费的，唯一的条件是父母带孩子去看儿科医生，并在"护照"上注明疫苗接种记录。 ⁷³

后来我们带着一岁和三岁的孩子搬回了奥地利，震惊于所在工人阶级社区公立幼儿园的质量。它的设施和氛围都和我们在美国参观过的高级日托和学前班一样好。而且，除了每月要交40欧元的午餐费，公立幼儿园完全是免费的（从本地采购的午餐是我们的骄傲，家长会往往要花一个小时来讨论午餐问题，还会和厨师共进晚餐）。

我们三岁的儿子和一群三到六岁的孩子在一起，照顾他的是一位小姐姐。老师也很上心，确保他能够在新环境中得到他需要的帮助。我们对他造成的不便有些内疚，毕竟他是班上最年幼的孩子，在奥地利的秩序观念中尚未完成社会化。他蹒跚地走过来，兴致勃勃地推倒了大男孩们搭造精巧的积木。我们对此非常抱歉。但当我们提及此事时，他的老师眼里闪过一丝光芒，亲切地说："但把东西推倒感觉多棒啊！"

在学年结束后，老师得知我们要带儿子回美国时，当场泪盈于睫。

***

每次举家从奥地利搬回美国，我都要重新适应很多事情。我很难理解，为什么美国父母对自己的孩子如此热情投入，却在面对其他孩子时勉为其难。

我儿子一两岁时在纽黑文上音乐课，孩子和大人坐成一个圈，而孩子们常常乱爬，不愿坐在自己家长面前。他们宁愿爬着或蹒跚着，穿过圆圈去找另一个孩子或家长。只要有孩子来找我，我都很高兴：毕竟他们只是在地毯上敲打鼓槌，是谁家孩子又有什么关系呢？然而，这种不受家长控制的爬行或蹒跚学步常惹麻烦。很多大人认为，他们的孩子应该一直待在他们面前：于是，大人们不断地从并不舒服的盘腿坐姿中跳起来，急急忙忙地追赶"走失"的孩子，一个小时摇手鼓的时间往往就在这手忙脚乱中结束了。一个小男孩一直朝着我儿子和我这边跑。他能认出我们，在我看来是件好事。但某天，他的母亲对我咆哮起来："你谁啊？专门吸引十八个月大的小孩的磁铁吗？"

我被吓了一跳。孩子对大人微笑，大人也回以微笑，这不是很好吗？对这个小男孩来说，与家人以外的人有些友好交流不是很好吗？走出家门上幼儿音乐课，不就是为了社交吗？上了几个月音乐课后，我和另一位友好的母亲谈到了这种紧张情绪。我问她，为什么孩子们不在她们面前时，母亲们都看起来很紧张。她的回答让我想了很多。她说："我想这是因为我们知道，在照顾小孩的问题上，最终只能靠我们自己。"

想象一下，如果美国的母亲（还有父亲和其他照顾者）没有这种感觉，该多好。在维也纳，我和我妻子从来没有这种感觉。人们为婴儿车让路，路人不待

你求助就会主动帮忙开门。我记得有一天早上，为了
去幼儿园不迟到，我们试着赶最后一班地铁（在地面
上的一个站），我在山上小跑，女儿坐在婴儿车里，儿
子站在婴儿车后面的踏板上。太阳在我身后，我透过
地铁车厢的窗户，看到乘客们按下按钮，为我们打开
车门，然后让出一条路，让我们挤进去。

对父母和幼儿有这种态度，当然不是因为奥地利
人比美国人更友好。这种态度背后是这样一种观念，
即养育孩子这件事不是父母或小家庭能够在没有他人
帮助的情况下完成的。我们需要各种机构来提供帮助，
公立医院、公立幼儿园、公共交通（每个地铁站都有
电梯），这些帮助不是仅仅为有孩子的家庭提供的、单
向度的礼物或优惠。这些基础设施支撑的是社会层面
的团结互助，能够将人们聚合在一起，使得他们在一
天结束时不会觉得孤立无援。

***

在美国，出生便是我们自由的终点。将新生命带
到这个世界上，不可能单靠个人英雄主义，但我们从

不认真讨论这个问题。我不是那个要分娩和哺乳的人，作为父亲，我拥有相对于女性一切可能的优势；但作为年幼孩子的父母，我当然也需要大量帮助才能获得基本的自由。为了孩子们能从生命的开端就过上尽量自由的生活，我们也需要做很多工作，但我们仍未开诚布公地讨论这些问题。我们把自由理解为不受约束，这当然是自由很重要的一部分。然而，在生命的初始，不受约束的自由显然是不够的。对于新生儿来说，无束缚的独处，那也并非自由。孩童相较于父母，其自由的实现更有赖于他人的帮助。

儿童在很小的时候得到怎样的对待，会深刻地影响他们的后半生。这也许是当今的科学家在健康和自由的问题上能教给我们的最重要的东西。[35] 在十九世纪，科学家们解释了疾病如何传播，这一基于事实的发现和理解，有助于人类活得更长、更自由。二十世纪末，另一批科学家开始研究幼儿时期对之后生活的重要性。成年人可能需要点勇气才能真正理解这一点，因为这意味着，关心自由就必须关注儿童。与此同时，如果我们真的如此行事，我们就能够开始重建一个自由的国度。

自由的成年人所需要的种种能力，皆是从孩提时代就开始发展。[36]在生命的头五年，大脑已经几乎发育完成，我们成为独特个体所需要的技能就已经产生。婴儿和学步的儿童在与其他人互动时，意识、语言、思想就会出现。[37]我们其实是在很小的时候就学会了从失望中恢复，延迟满足，当然有些人可能一生都没能学会这一点。大量研究表明，让这些能力得以成长和发展的，是与他人的关系、游戏、选择。

　　自由要求我们对自己的兴趣有所认识，也要求我们能够认识到，为了满足这些兴趣都需要哪些条件。对"压力下的生活存在哪些约束"这一问题进行思考，我们需要具备体验、识别、调节情绪的能力。[38]自由与选择息息相关，但我们只能在看得到的选项中进行选择。如果我们被恐惧所困，就只能以二元的方式看待世间的一切：我们还是他们，战斗还是逃跑。学会识别和调节自己情绪的孩子，更有可能感受到积极的情感，即使在情绪压力很大的情况下也是如此。如果没有这些积极的情绪[39]，我们就不那么自由，因为我们在危难中可能看不到关键的逃生方法、创造性的解决方案，也无法在外部条件更理想时成长、发展得更加

　　　　　　　　　　　　　　　　　　美国的痼疾

茁壮。

　　缺乏他人的帮助，没有人是自由的，这便是自由的悖论。自由可能是孤独的，但自由也需要团结。学会了在孤独中自由的成年人，在童年时也曾受益于他人团结的帮助。因此，自由是一笔贷款，经过几代人的努力才得以偿还。在最初的五年，儿童需要强烈而周到的关注。[40]这种特殊的时间不能由儿童给儿童，也不能由成人给成人。孩子们只能从成人那里借用这极为特殊的一段时间。他们只能在自己长大后，向尚未出生的儿童偿还这笔贷款。一个自由的国家需要几代人的时间才得以蓬勃发展。

　　在美国养孩子的人都知道，时间是非常珍贵的。[41]孩子们需要信任的关系、无规则的游戏、鼓励孩子进行选择的各项活动，这种话说起来容易——如果大声向一位美国家长说这种话，你能期待的最好的回应也仅仅是个耐心的微笑。如果父母都要工作，哪里才能找到这些时间呢？我们其实已经知道答案了。母亲产后应该在产房住上四天，这应该由法律进行保护。父母双方都需要充分的产假或陪产假、规律和可预测的工作安排、带薪病假、公共托儿所、带薪休假。在其他所有地方，这些安排都是常态，在这里也是可能的。

在生活中的困难时期，母亲和整个家庭都需要平和的心境，而生育和养育孩子正是这困难时期之一。如果家庭成员们确信自己的孩子能上高质量的公立学校，自己也会有可靠的养老金，那么他们面对生活就会不那么焦虑，就能更多、更好地照顾他们年幼的孩子。如果父母和照护者知道，他们和他们的孩子都有权利获得医疗照护，那他们就会有更多的时间和耐心来帮助他们的孩子获得自由。

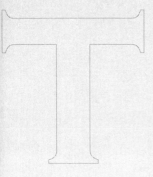

来自异国的"邻居"

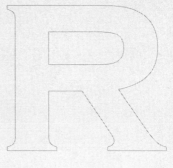

第三课

真相使我们自由

与病人一起思考

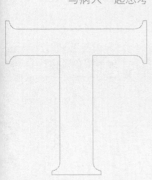

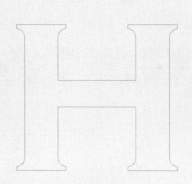

暴政下的公共卫生危机

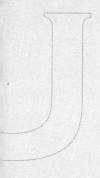

获得真相需要努力。我们所相信的、想要相信的或被引导相信的，往往并非事实。我们需要和自己的情绪以及周遭世界保持适当距离，才能真正领悟到事实。了解事实总是需要辛苦劳作，而联邦政府的高层们选择了偷懒。

2019 年 12 月 15 日做过阑尾手术后，我发现自己对 81
他人有了异常强烈的共情之感。虽然当时还没人告诉
我，但我的肝脏的的确确被感染了。然而，虚弱也让
我更亲近他人，更愿意倾听和理解他们的故事。曾经
很容易忽略的事情，我现在都更为关注，比如圣诞节
临近时教堂前公告牌上的文字。纽黑文市中心的一块
公告牌问道："在这个圣诞节，我们难道只庆祝某个移
民家庭的新生，而将其余的移民家庭拆散、拘留并驱
逐吗？"这句话中的"某个移民家庭"指的是玛利亚和
约瑟夫（Mary and Joseph），一位背井离乡的孕妇在艰
难中分娩。公告将他们的困境与附近拘留中心的无证 82
移民的遭遇做对比，让我极受震撼。

给我做阑尾切除手术的医生认为，我的健康情况
还允许旅行，所以我就去了佛罗里达州，和一大家人
共度计划已久的圣诞假期。我本打算躺在海滩上休养
生息，但情况有变。12 月 23 日上午，我的四肢发麻，
便立即住进佛罗里达州的医院，却又在第二天就出院

了，未经任何诊治。我在圣诞节当天即感觉萎靡，26、27日情况进一步恶化。我开始有轻微的幻觉，把陌生人认成其他熟人。路过的行人也都长得和我兄弟一个样。12月28日晚上，我的妻子玛希把我和孩子们带回了康涅狄格州。那次飞行实在太糟了。

12月29日，在纽黑文医院的急诊室里那个黄色挂帘的隔间里待了17个小时，我接受了肝脏手术，之后被送进病房，在那儿度过了这一年的最后几天和新一年的头几天，我在愤怒中思考了很多。我的室友是位患有多种疾病的中国人。我刚到时，他只会说两句英语，到我离开时，也只会说四句，医生和护士也因此不得不通过翻译或他的家人与他沟通。这意味着大量的个人信息、医疗信息被大声地、缓慢地、反复地传达。

我逐渐了解到，我的邻居比我大十四岁，之前在餐馆工作，讲粤语而不是普通话，每天抽烟喝酒地生活了五十年，现在正努力戒掉尼古丁和酒精。最后这一点让我更加欣赏他友好的举止与态度。看到我在散步，他也开始散起步来，每次我们在走廊相遇，他总是微笑着打招呼。他看电视时戴着耳机，尽量不在我睡觉时吵到我。

室友在元旦那天入院，他在入院前刚从中国归来不久。我的呼吸系统很快感觉不对劲。我不能深呼吸，说话也很困难。我与朋友和家人打电话时，讲几分钟就很疲惫，出不了声，这让他们都很担心。扫描结果显示，我的两个肺已经出现部分萎陷。当时医生认为我的右肺受到肝脏炎症压迫。但扫描结果显示，左肺萎陷的程度实际上比右肺更为严重。

我的室友也出现过呼吸系统的问题，但已经不碍事了，这次住院也是出于其他原因。与他住同一间病房、近距离接触，也就自然观察到他如何被治疗、症状如何被评估。他的故事很有启发。根据血液检测的结果，病因有多种可能性。罪魁祸首似乎是他回中国期间吃的生鱼中的某种寄生虫。他被排除了癌症可能，是我住院期间第一件值得高兴的事。我出院时，通过一个朋友用普通话发短信祝福他；他也写了一个非常亲切的回复，用手机翻译给我："你也请好好照顾自己。"

***

医学可以通过两种方式来获得真相，我的室友便是个例子。有时，治疗的过程需要与病人一起思考，

85 专注于病人的详情，并尽量深入地理解。我听得出来，医生理解了室友的具体情况，也许因为室友和医生之间的沟通更困难，医生反而会更专注，记得更牢。医学当然也依赖检测，通过实验手段获得信息。这一点对我的室友也很重要。尽管医生和护士不能与他直接交流，但他们知道针对哪些症状应该做哪些检查、如何解读检查结果。根据他们的临床知识和现有的检测技术，医护人员可以确定他得了什么病，没得什么病。

2020年初，我们的联邦政府在这两方面都让我们大失所望。我们没有针对疫情的历史进行任何合理的讨论，也没为这场新瘟疫设置检测程序。找到针对新冠病毒的检测方法并在美国大规模地应用，这件事的重要性再明显不过，但经过了整个一月份我们都没能做到。国家安全委员会和国土安全部中负责处理流行病的部门，以及国际发展署中负责预测流行病的特

别小组，都已经被总统解散。[42]美国的卫生专家已经从世界其他地区撤出。2019年7月，疫情开始前几个月，86疾病控制和预防中心派往中国的最后一名官员被召回美国。[43]

公共卫生主管机构的预算，被总统一手削减；2020年初，他又宣布将再次削减预算。新年伊始，美国人便无法获得自主做出决定或迫使政府采取行动所需的基本知识。2月1日，美国卫生部医务总监在推特上写道："玫瑰花是红色的/紫罗兰是蓝色的/#新冠病毒的风险很低/但流感的风险很高。"[44]由于我们没有展开检测，他其实并不知道自己在说什么。

2020年1月和2月，新冠病毒在全国悄然蔓延。[45]在这关键的两个月，传染的数学模型显示情况危急，需要迅速反应。如果展开检测并对接触者进行追踪，疫情本可以得到更好的控制，但我们什么都没做。特朗普先生在自我表扬，而无视他人的警告。[46]87

二月份，已确认被感染的美国人从一艘游轮上撤离后[47]，与其他数百名未被感染的人一起乘飞机返回美国。在此途中被感染的人，随后自由地前往全国各地。联邦政府在此事上的草率无可辩驳，这导致了病毒的进一步传播。2月即将结束时，特朗普先生还在指望会有"奇迹"来拯救我们。[48]"它将会消失。有一天，它会像一个奇迹般消失。"

商务部部长做出预测[49]，病毒将会把工作机会带回美国，他的部门则安排了美国制造商向中国出口具有保护性的医用口罩。事实上，数以千万的工作机会消失[50]，美国的失业率达到了大萧条以来的最高点，口罩短缺也让美国人付出生命代价。2月24日，特朗普先生坚持认为新冠病毒已被"控制"[51]。这不是真的。3月初，他说，任何想要检测的人都可以进行检测。这是谎言。到2月底，美国只检测了352人[52]，大概相当于我家附近的高中毕业班人数。而那时，韩国已经检测了75000人。

2020年的头两个月在昏聩和虚伪中虚掷，再也无法挽回。到4月底，韩国的新增病例减少到每天不到十个，而美国每天有超过25000个新病例。4月底，在我休养的康涅狄格州的一个郡（人口不到100万），死亡的人数是整个韩国（人口5200万）死亡人数的两倍。到5月底，纽黑文郡的死亡人数是整个韩国死亡人数的三倍。这并非意外。如果把美国死于新冠肺炎人数最

　　　　　　　　　　　　　　　美国的痼疾

多的七个郡作为国家参与排名，都可跻身世界前二十 [53]。这些都是简单的事实。

既然真相让你自由，那么压迫你的人就会抵制真相。在任何灾难中，尤其是他们自己制造的灾难，独裁者们都会找到某种借口，在指责他人的同时也为自己开脱，往往是我们想听什么他们就说什么。2020年初，人们自然希望听到美国没有新冠病毒；但这只是自欺欺人罢了。历史并不认可英国首相内维尔·张伯伦（Neville Chamberlain），因为他在1938年向他的人民说了他们想听的话：战争是不必要的。而温斯顿·丘吉尔（Winston Churchill）则赢得了历史认可，因为他告诉了英国人他们需要听到的：必须阻止希特勒。

在我生病之前，我正在给我的儿子和女儿读《指环王》。巫师甘道夫在托尔金（Tolkien）的传奇故事中是个很崇高的人物，他总是讲出不受欢迎的真相。他有强大的力量，却也不能靠一己之力拯救世界。他需要说服他人，让他们相信真的存在威胁，以此建立联盟。甘道夫一次又一次地被那些缺乏智慧的人忽视，被蔑视为坏消息的传递者。故事和生活一样，人们总是以无知作为逃避的借口：我们怎么能知道，我们又能做什么呢？这也许是某种处世之道，但终究无法以此获得自由。甘道夫最后说，没有知识，也就没机会获得自由。如果察觉不到威胁并有所准备，人们就会失去生命和自由。"自己不想知道"[54]也就意味着请求别人压迫自己。不想知道疾病的相关信息，意味着请求政治家监视你的身体，借着大规模死亡的各种情绪来操纵你。

获得真相需要努力。我们所相信的、想要相信的或被引导相信的，往往并非事实。我们需要和自己的情绪以及周遭世界保持适当距离，才能真正领悟到事实。了解事实总是需要辛苦劳作，而联邦政府的高层们选择了偷懒。只需要一点努力、一点勇气，他们本可以承认出了问题，并组织检测和追踪。但由于缺乏努力和勇气，已有15万美国人无谓地死去。

***

对某种疾病进行检测，是为了更加了解某种微生物，更加了解我们的身体。我们每检测一个人，我们就为世界延展一分事实。从检测中产生的知识与你和这个世界都有关系。这种知识是共享的：接受检测的人知道的，你也知道。如果我们在2020年初对美国人展开检测，我们就会为我们的国家提供这项事实，让医生和其他所有人了解自己应该怎么做。

特朗普先生宣称他已经掌握了世界的奥秘，向美国人承诺会出现奇迹，兜售莫名其妙的"灵丹妙药"。在缺乏足够证据的情况下，他就大力推广羟氯喹（hydroxychloroquine）；这种药与病人的高死亡率有相关性[55]，而且似乎已经杀死了许多服用此药的退伍军人。一位联邦官员质疑为什么在这个药上花那么多纳税人的钱，这本是很恰当的质疑，他却因此被解雇。[56]另一位官员报告了所需设备的短缺情况，也被解雇。[57]暴政就是这样运作的：讲真话的人遭到驱逐，而阿谀奉承者大行其道。特朗普先生后来还叫嚣，美国人该不该给自己注射消毒剂。[58]

我们迟迟没有对新冠病毒展开检测，背后的原因已经有几千年的历史了，至少可以追溯到柏拉图时代。[59]没人喜欢坏消息；不受约束的统治者不会从身边人听到他本应听到的任何逆耳之言；很多虚假的东西他可能真的相信了，然后再强加给其他所有人。痛苦和死亡如此被制造出来，带来更多的坏消息，然后循环往复。一旦特朗普先生明确表示，他最想看到的是受感染的美国人数量减少，那么取悦暴君最简单的方法就是停止计数。3月6日，特朗普先生说，他宁愿把受感染的美国人留在那艘游轮上，因为"那艘船不是我们的过错，干吗让我承担数字翻倍的责任"。[60]两个月后，数以万计人枉死[61]，特朗普先生仍然表现出同样的态度："做这些检测让我们自己看起来很糟糕。"6月15日，特朗普先生宣称："如果我们现在停止检测，即使有新增案例，也寥寥可数。"[62]五天后，他因下令"暂缓检测"而沾沾自喜。

这种奇怪的逻辑是专制、自欺欺人、不负责任的。用柏拉图的话来说，这就是暴政，因为它显示了暴君对自己形象（那些"数字"）的过度迷恋，对现实情况则毫不在乎，即便死于当下疫情的美国人将达到最近一百年的极值。这也是在自欺欺人：不采取任何行动，仅仅掩耳盗铃，把"没有测试"等同于"没有感染"。特朗普先生不愿意检测并不意味着我们是健康的，仅仅意味着我们对自身的情况一无所知。这也是不负责任的，特朗普先生和我们的政府因此不再为美

国人的生命负责。在特朗普先生忙着否认自己有任何
"过错"时，这种疾病正在美国蔓延，却没有得到妥善
的研究和应对。他关注的是"过错来自外国"，那在自
己这里，就没有人应被指责。既然没人承担责任，也
就没人有义务做事。

历史学家都知道，在我们真的了解某个疾病之前，
我们总是把它归咎于他人，而且往往是我们不曾善待
的人。十四世纪，基督徒以鼠疫为借口，杀掉他们的
犹太人债主。十五、十六世纪，欧洲水手将许多疾病
传播到美洲新大陆，也带回来一种。梅毒首先出现在
西班牙水手身上，所以英国人起初称其为"西班牙
病"；意大利人称之为"法国病"，莎士比亚也以此称
之；波兰人称之为"德国病"或"美国病"；俄罗斯人
称它为"波兰病"；在奥斯曼帝国，它被称为"基督
教病"。

在对传染病有所了解后，一些人将细菌和病毒与
整个群体的人联系起来，或主张是隐在幕后的敌人投
放了生物武器，这其实都是对科学的误解。美国种族
主义者把黑人描绘成病菌的温床。[63]纳粹把性病、斑疹
伤寒和肺结核归咎于犹太人。冷战思维下，部分苏联

人曾将瘟疫归咎于美国人，而俄罗斯人后来对艾滋病也有同样的主张。俄罗斯早在 2020 年 1 月就声称新冠病毒是美国的生物武器。[64]一些美国政客指责中国的生物武器实验室。共和党认识到特朗普先生应对新冠病毒疫情的政策是灾难性的，打算在 2020 年秋季的总统选举中，把一切问题都甩给中国。[65]

无论传染从哪里开始，我们在本质上都可能得病，因此也都有相应的责任，仅仅将疾病视为外来物，就掩盖了这一基本事实。将另一个群体作为替罪羊，其实是种专制的想法。首先，我们信任的暴君告诉我们，因为我们无辜、优越，所以我们免疫；然后，我们还是生病了，我们又转而相信，我们如此优越，也没做错任何事，会得病一定是因为他人的阴谋诡计。暴君欺骗我们，让我们以为自己百毒不侵、无上优越，然后再从我们的痛苦和怨恨中窃取权力。特朗普先生关闭边境时，用了"看不见的敌人"的说法，将新冠病毒称为"中国病毒"，纯粹在混淆视听、伤害性命。

95　　疫情已经爆发，美国却一再犯错，而且错得更久。对此，美国人只能怪自己。

***

托马斯·杰斐逊、本杰明·富兰克林和其他国父们都参与了启蒙运动，这股十八世纪的思潮认为，人类生活可以通过对自然的研究得到更好的理解。启蒙运动的座右铭之一便是"勇于求知"。十九世纪最英勇的男男女女践行了这一座右铭[66]，他们祛除魅惑，解释了传染病的原理。他们的突破性发现塑造了公共卫生的观念以及强制性疫苗接种，这两项发展对二十世纪人类寿命的延长有着相当的贡献。

不幸的是，启蒙也可能被抹除。直面"我们都可能被感染"的事实、"我们本应做检测"的后果，都需要相当的勇气。特朗普先生缺乏这样的勇气，却不乏众多的追随者。真相（例如感染者的数量、位置、身份）可以帮助我们更好地应对残酷的事实（例如，指数级的感染率），尽量控制损害。如果我们不接受自己也是大自然的一部分[67]，我们就无法安排自己的生活，也无法生存。未经检测的人死亡率更高，也更可能传播疾病，从而造成他人的死亡。许多州长和市长完全

96

不了解自己选区的基本数据，错失决策良机。

政客先操纵无知和死亡，接着便虚张声势、指责他人。尽责提问的记者和奋力拯救生命的地方领导人必受排挤，因为他们昭示出掌权人的懦弱。像特朗普先生这般，政客以一己之力制造了大规模死亡，却会说成"这是不可避免的"，不是他们的错，而是敌人的诡计，然后以对自己最有利的方式去分配死亡。死亡，以及对死亡的恐惧，都成为他们的政治资源。暴君不会让所有人都享受医疗照护，而是眼睁睁看着人们死去，在此过程中利用幸存者汹涌的情绪，来维护自己的权力。[68]在美国，最先、最快死去的是非裔美国人，他们通常不投票给特朗普先生。

对暴君来说，恶疾让他们有机会去充当裁判官，去合法地决定他人生死。特朗普先生明确表示，纳税人的钱买来的各类资源，将根据各州州长对他的忠诚度来分配。对自己造成的大屠杀，联邦政府退居幕后，转而让各州相互争夺医疗资源。这种无谓的竞争推高了医疗与安全装备的价格，导致情况进一步恶化。努力拯救生命的州长们被斥为叛徒。非裔美国人持续地、以灾难性的速度死亡。[69]

司法部一边为自己争取"未经审判便对任意美国人予以拘禁"的权力[70]；一边却撤销了对一名已经认罪的总统亲信的指控。特朗普先生在疫情的掩护下，解雇了整个联邦政府的总监察长[71]，这不仅戕害了法治，还将腐败请入公共生活的中心。2020年4月，疫情又成为干扰威斯康星州选举的借口。在州和联邦最高法院做出裁决后，在绝大多数城市投票站关闭的情况下，一场本可推迟的选举被迫进行。这成为之后多场选举争议的预演。不受阻碍的投票在特朗普先生那里成了坏事[72]，因为一旦实现，"在这个国家，将永远不会有共和党人当选"。他也谴责邮寄选票，尽管他自己的投票就是邮寄完成的。4月，特朗普先生鼓励美国人用暴力推翻（"解放"[73]）他们的州政府。5月，一位名叫乔治·弗洛伊德（George Floyd）的非裔美国人——感染过新冠病毒，还在疫情期间丢了工作——被明尼阿波利斯（Minneapolis）的警察杀害。针对随后发生的抗议活动，特朗普先生威胁采取军事干预予以制止，最坏的暴君传统不外如是。

我们在这场公共卫生危机中的一败涂地，揭示了我们的民主已经衰落到何种地步。特朗普执政期间，我们沿着专制的道路狂奔，将我们的自由与生命都置于危险之中。与专制政权相比，法律得到尊重、媒体发达的民主国家，通常能更好地应对疫情。[74]自由发言与自由投票相结合，公民不仅能了解统治者在做什么，还能换掉那些在生死问题上撒谎的人。当民主受限，就会有公民死去。金钱对政治巨大且不受管制的影响力，便是我们民主的限制之一，这意味着危机到来时，私募股权公司和保险公司在生死问题上比病人和医生更有发言权。[75]

在世界各地，专制政府的领导人[76]对瘟疫的严重性撒谎，声称自己的国家是免疫的，惩罚报道事实的记者，然后利用他们造成的危机来巩固权力。特朗普先生的行为遵循了这种专制模式：否认现实，声称自己有神奇的免疫，侵扰记者，利用自己造成的问题对他人进行忠诚度测试，玩弄恐惧以增加政治资本。为了否认自己国家的死亡人数很高，专制者会允许对某些死亡人数不予记录。[77]

在美国，新冠病毒导致的死亡人数是世界最高的（体现了专制主义对生命的漠视），而这个数字本身肯定也还存在严重的漏算（体现了专制主义对事实的抵

　　　　　　　　　　　　　　美国的痼疾

抗）。我们知道，美国官方公布的死亡人数太低了，原因有很多：在几乎没有展开检测的时候就有很多人死亡；在全国范围内，很多在家里和医院去世的人都没接受过检测；养老院中的死亡很少计算为确诊病例或新冠病毒导致的死亡[78]；佛罗里达州隐瞒了死亡人数的数据[79]；每个月都有大量无法解释的、超常规的死亡。[80]

100

最后，独裁者也缺乏控制疫情的动力，因为他们可以操纵恐惧来壮大自己。他们似乎期待着，已经去世的共和党人都还能去投票，而民主党人就算还活着，能去投票，也最好不算数。公共卫生事业需要民主，但在我们这种民主很脆弱的国家，可以利用公共卫生危机来进一步破坏民主。在疫情的掩护下，投票已经变得更加困难。面对反对种族主义的大规模示威，特朗普先生呼吁使用的是暴力和霸道。如果2020年11月的投票人数减少，这不仅是民主的危机，也是公共卫生的危机。如果关于疾病的谎言会造成独裁，那就一定会出现更多的疾病和更多的谎言。

***

　　既然我们需要真相来实现自由，那互联网能解放我们么？我们一直被告知，大数据将使我们的政治决策变得更合理。2020年的前两个月，硅谷在帮助国人方面无所作为。那时候，人们似乎期待某些快速的数据计算可以挽救生命和经济。然而事与愿违，因为大数据与人类繁荣所需的知识不是一回事。生命、健康、自由等价值，对机器来说并不重要。[81]我们惊人的计算机实力带给我们的东西其实很少。[82]

　　数据公司的老板们了解传染的数学模型，纷纷让自己的员工回家。但在他们自己执行这一政策时，他们建议其他人也这样做么？你的信息流媒体有没有提醒你去洗手、清洁你的手机？它没有，因为这样会打断你玩手机。社交媒体公司的商业模式需要受众的眼球一直盯着屏幕，把手放在触摸板上，以便为广告商追踪你的情绪。人体在静止状态下是最容易被追踪的。互联网时代是肥胖的时代；三分之一的美国人有肥胖的情况，而肥胖的美国人最有可能死于新冠病毒。[83]

　　"数据"（data）这个词的意思和以前不一样了。现在，与我们有关的数据，我们自己都不知道了。社交媒体公司了解你，但你不了解他们——你不知道他们具体了解你多少，也不知道他们是如何了解的，更不知道他们打算用这些数据做什么。总体而言，大数据更关心如何操纵你的思想以获取利润，而不是让你在世界各地的活动更加便利。它揭示的是我们的特定渴望和恐惧，而不是我们的共同需求。[84]

　　正因如此，2020年初在我们最需要大规模检测、大量防护装备与呼吸机时，大数据并没有告诉我们可以怎样及时获取这些。当然，对于那些想囤积特定物资并与中国供应商取得联系的人，大数据就很有帮助。在新冠病毒爆发期间，生命受到威胁，但大数据无法辨别某个人是否被感染。只有人类对人类的检测才能为我们提供所需要的知识。[85]我们需要的事实，与一个个真实、具体的人有关。而要获取这些事实，我们必须足够在意事实，相信科学，共同努力。任何机器都无法代劳。

　　没有哪个社交平台可以改善健康，因为旨在改善

第三课　真相使我们自由

健康的算法会提醒人们关闭电脑、洗手、做运动。没有哪个社交平台真的促进自由，因为社交平台的目的就是让人上瘾。[86]没有哪个社交平台能逼近真相，因为正如欧里庇得斯（Euripides）在两千五百年前所说，真相关乎勇气。[87]我们关心言论自由，不是为了保证各种机器能够用无数垃圾迎合我们最坏的本能，而是为了确保人们可以表达别人尚不了解，但权力想要隐藏的真相。

***

记者是我们时代的英雄；像所有时代一样，英雄总是太稀缺。在任何一个民主国家，我们始终需要的，也是我们在 2020 年初迫切需要的，并非看不见的大数据，而是看得见的小事实：由本地人为本地人报道，能够改善所有人生活的本地新闻。新冠病毒能够在美国无声无息地传播，原因之一便是，我们的国家缺乏那些能够发现自己的社区出现了新疾病的记者，这些记者其实就是我们的早期预警系统，而我们曾把他们的存在和工作视为理所当然。

报道和医学检测都是获得事实的方式。记者的目标是客观报道，在获得真相的同时保持情感上的距离。每份地方报纸都代表了一个共享的环境，人们能够从中获得有公信力的知识。就像医学检测一样，新闻报道能够告诉我们那些我们需要知道的东西。当我们有 104 话可说的时候，言论自由就有意义。

2020年初，记者们迫使总统面对新冠病毒的现实，即使不情不愿，行动也相当滞后，但还是挽救了许多美国人的生命。特朗普先生的胡言乱语和记者的事实核查之间的矛盾与冲突，在许多人看来仅仅是党派分歧，这种观念其实相当致命。如果美国人缺乏关于新冠病毒的本地信息，这种病毒似乎就离我们很远。病毒已经在他们的社区传播，医院已经在处理反常的呼吸道疾病，养老院已经在堆积尸体，然而人们并不了解这些，白宫内讨论更多的是政治而不是健康，强调的是意识形态而不是流行病学。

新冠病毒本应得到本地新闻的大幅报道，但因为我们缺乏本地的记者，问题无法被充分了解、讨论。美国大多数的郡都已经没有正经报纸了。首先，媒体被大集团集中控制了。然后，2007—2008年的金融危机也让许多记者丢了饭碗。从那时起，迅速兴起的社交媒体完全替代了传统媒体的角色。虽不报道任何新闻，但脸书和谷歌抢走了曾经投放给报纸的广告预算。[88]

社交媒体消灭了地方新闻，人们开始互不信任，变得无知。不仅仅是事实的缺失，社交媒体还在散布疯狂的谣言[89]，许多关于疫情的假新闻根本不可能出现在报纸上。记者们对事实的报告会提高社会福祉，有助于建立信任。然而随着地方新闻的消亡，美国人的全部注意力都转去了全国性的故事、意识形态以及旨在伤害他人的阴谋论。

我们国家的大部分地区现在都变成了新闻荒漠。[90]新闻荒漠会扼杀我们，因为在新闻荒漠中，我们无法获得日常生活中所需的信息，在我们需要采取行动、保护自己的健康和自由时，我们拥有的只有困惑。污染问题是个好例子。如果没有本地记者，没有人会去调查政治家和公司之间是否有不正当的关系。对水或空气造成污染的商业项目，只要做些公关就能无往不利。如果没有本地记者，没有人会跟进健康领域的投诉，对水和空气进行检测。

肯塔基州路易斯维尔（Louisville）的《信使报》（*Courier Journal*）曾经通过自己的报告[91]，终于让人们意识到露天开采、俄亥俄河（Ohio River）的污染、污水淤泥、放射性废物的倾倒等问题。而现在，该州的本地记者都不再报道环境新闻，这些威胁环境的做法于是肆无忌惮。没有人会报道后续的威胁，如过度排涝、露天开采、废弃矿井的危害等等。未来的危险迟早会发生，乃至伤及人命，但不会得到任何报道。

特朗普政府以新冠病毒为借口，对污染不闻不问[92]，而污染对人们生命的威胁其实要比新冠病毒更大。没有记者对此进行报道。

阿片类药物危机与本地新闻的溃败同时发生，是"新闻荒漠会杀人"的另一例子。肯塔基州东部、宾夕法尼亚州西北部、西弗吉尼亚州、俄亥俄州南部等地的美国人都知道，早在阿片类药物成为头条新闻之前，药物滥用就已经很严重了。在主流媒体进行报道之前，阿片类药物的滥用已经和癌症一样敏感：人们在晚餐时会主动避免提起这个话题，因为很可能一起就餐的某位就身陷其中。几乎没有地方记者报道吸毒过量的情况，十年之后，全国性的灾难就出现了。

应对阿片类药物滥用问题的措施已经很滞后了，

而新冠病毒疫情让相关研究和治疗更加困难。我们把新的疫情请进家门，让已经存在、尚未解决的问题变得更为棘手。[93]

因缺乏本地记者，污染和阿片类药物滥用问题变得更为严重，这种情况在2020年新冠病毒疫情期间再次出现。那些直面国家灾难并向公众澄清的人逐渐消失了。我们现在都还不清楚，哪些社区最先受到冲击。疫情开始数月后，因为没有本地记者告诉他们病毒已经感染了他们的邻居，数百万美国人还在按照华盛顿特区的种种暗示行事。社交媒体取代了本地报纸，阴谋论就随之传播。相较于社区内真正发生的事，来自俄罗斯或中国的消息在席间聊天中更受欢迎。

本地记者才会对死者进行详细报道。[94]正是他们报道了疗养院里的大规模死亡。本地记者发现了一些遗弃尸体的地方，并记下了一些死亡护士和医生的名字。他们披露了一些州隐瞒死亡病例数据的情况。仅仅因

为缺乏足够的记者，大多数类似的故事必定不会被报道，这太可悲了。

***

伟大的浪漫主义诗人亚当·密茨凯维奇（Adam Mickiewicz）曾以这样的诗句作为开头：

> 立陶宛！我的祖国！你就像健康一样。
> 只有已经失去你的人，才能知道你的真
> 正价值。

健康确实如此；当健康消逝，你才会真正重视健康。真相也和健康一样：当真相消逝时，我们才会缅怀真相。[95]医学知识和地方知识都在消散，我们才认识到它们有多重要。

如果你彻底失去健康，甚或死去，对健康的渴望也会随之消失。真相也是这样。报道事实的人消失的话，我们可能连事实究竟是什么都会逐渐淡忘。保持健康需要仰仗知识，那真相的缺席就意味着死亡。真相的死亡也导致了民主的死亡，因为人民只有掌握必要的事实，才能保护自己不受权力的侵害，实现民主之治。超过十五万人无谓地死去，正是因为所有美国人都无法了解真相。现在，我们只有了解究竟发生了什么，才能确保类似事情不再重演。

没有健康，我们就不得自由；没有知识，我们就无法获得健康。作为单独的个体，我们自己无法生产这种知识，所以我们要坚信真相的价值，需要以生产事实为天职的专业人士，也需要为他们提供有力支持的机构和体系。这是关于自由悖论的例子：离开他人帮助，我们无法成为自己；不与他人团结，我们无法孤立发展。我们需要对事实问题建立基本共识，使我们了解自己的所作所为都有更深远、更广泛的影响，才能在孤独与团结中保持平衡。在疫情期间，因为我们与他人团结一致，我们希望其他人也能活下去，有更好的生活，所以才会选择在各种隔离措施中承受孤独。本地记者则提醒我们注意危险，帮助我们了解所面临的挑战，保护我们不被抽象的意识形态造成的社会分裂所伤害，把我们从技术打造的成瘾情绪中挽救出来。

在我写作这本书的时候，我们仍然需要对新冠病毒进行大量的检测。对于未来，我们要有持续性的政策来支持各种独立的本地新闻报道。应对疫情，我们

　　　　　　　　　　　　　　　　美国的痼疾

要开始重新重视真相、了解真相，并将之应用于健康领域。我们应该在2009年就为地方报纸提供支持；我们也应该在2020年为它们提供支持。现在，为了让地方性报纸重获新生，我们可以对社交媒体征税，这些社交媒体剥削地方报纸的劳动，破坏它们的生计，而且让我们的国家在精神上更贫瘠，健康上更羸弱。

然而，对大规模死亡的反抗与反思固然重要，但不应成为我们重视和坚持真相的唯一理由。我们还要提醒自己，我们对"健康生活"到底有多少了解。我们目前的商业医疗体系，在教授我们健康基础知识方面表现得很糟糕。我们国家传统媒体过度集中，最终造就了社交媒体的黑洞——吞噬大量信息，却并未产出任何事实。同样，商业医疗体系的中心化削弱了医生的声音，渐渐把医生变成控制医院或药房的商业公司的传声筒。医生本身的真知灼见越来越难听到，我们获知的总是那些最能赚钱的医疗方案。

医生有其自己的方法获知真相：通过科学检测，抑或通过与病人对话。医生能够帮助我们重建一个以事实为基础的世界，但前提是我们对医生保持应有的尊重。

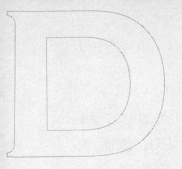

重技术与轻沟通

医疗系统应由医生负责

被奴役的医生

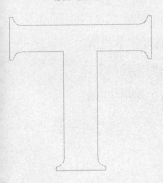

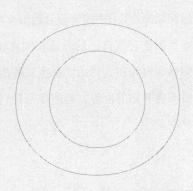

超越战争的"战争"

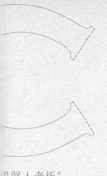

几器人老板"

所医

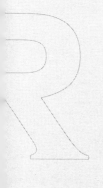

在一个更理想的制度下，一位差劲的
医生可能会成为一位平庸的医生，一
位平庸的医生可能会成为一位体面的
医生，一位体面的医生可能会成为一
位好医生，而一位好医生可能会成为
一位杰出的医生。

现在我已为人父，我的父母也成为祖父母，我开 始更多地思考自己在童年时期，也就是我母亲所说的"朦胧的"二十世纪七十年代，从他们身上学到了什么。在我们小时候，父母花了很多时间陪伴我和我的两个兄弟，几十年后我们仍然从中受益。我非常珍惜这段时光，也会在他们过生日时重温一些具体的情节。不过，我错过了母亲最近一次生日，当时我躺在佛罗里达州的医院里。

从我母亲的生日到圣诞夜，我在医院度过了两天一夜，焦虑得根本睡不着。我的手和脚在刺痛，发热。 白天做了许多检查，但没有医生向我解释检查结果。我望向窗外。我看到了月亮出现在天空中的全过程，直到晚上仍无法移开眼睛。我在日记中也把月亮画了下来，看起来像是孩子画的。当太阳从医院后方升起，我还是一直盯着月亮，在它消失前都尽量把它凝固在我的视野中。月亮摇晃着，时隐时现，如是三番，然后永远消失。

天亮后，我看到了一个巨大的医院建筑群，每栋楼都粉刷成柔和淡雅的色彩，试图营造欢快的气氛。但明亮的外墙顶端的屋顶却铺着黑色沥青，而且布满了垃圾。我看得出有风，因为塑料袋整日被吹得满屋顶来回飘。我看着这些塑料袋，想知道它们是从哪里来的，曾经装了什么东西，在墨西哥湾的哪个地方会害死哪些野生动物。向下看去，我看到人们来来往往，服饰明艳。我看到下面进进出出的人几乎都穿着手术服，所以猜测我的床位应该是在工作人员入口的上方。

113　　医生其实是少数。虽然我急诊入院，也做了是否患有致命疾病的检查，但我在大楼里并没有看到多少医生。在最初的半天里，在急诊科的走廊里，我只和一位医生谈了三分钟；在这短暂的交流中，她让我深刻了解到我的症状可能致死。做脊椎穿刺时，我面朝下趴着，背上插着针，以这种姿势"见"了第二位医生。放射科医生看过我的扫描结果，但我既没有见过他们，也没有读到他们的报告。一位住院医生和我聊过五分钟，另一位四分钟，我还和一位神经病学专家在 Skype 上谈了十五分钟（神经系统没办法通过 Skype 检查）。这种交流不多，但属于很典型的情况。在美国的医院里，似乎从来没有过一个医生负责一个病例的传统，病人们需要努力地与所有专家交流。

我们的医学检测技术很好，但沟通能力很差。当然，如果像德国人和奥地利人那样，有些真正必要的检查和药物治疗（特别是抗生素）也一味避免，可能也有问题。去年春天在维也纳，我儿子得了细菌性肺炎，我们为了说服医生给他做个细菌性感染的检查，
可真是花了大力气。我儿子和我一样，都没怎么大声 114
喊疼，同时男医生也没太把母亲的描述当回事，所以这个以沟通为基础的机制就失效了。尽管如此，一旦做出诊断，需要住多久院，他就能住多久，医生和护士会提供周到、优质的照护，而且全部免费。儿子入院那天正好是九岁生日，入住的还是他出生的那间医院，护士和医生们为此对他关爱备至。

去年12月我在慕尼黑生病时，我本该大声喊疼，而医生也本该多做些检查。如果德国医生要求做个CT扫描，他们就很可能看到我肿胀的阑尾，接着上抗生素或者做手术。尽管如此，如果我在德国接受治疗，我也会住更长时间的医院，得到恰当的抗生素治疗，接受医学观察。美国那种阑尾手术后尚不确定有没有

发生二次感染，就把患者赶出院的野蛮行径，在德国绝对不会发生。但我正是在这种情况下来到了佛罗里达州的医院，对自己的病情一无所知。

115 尽管医生紧缺，但佛罗里达州的医院却有着数量惊人的老年志愿者，他们都穿着卡其色短裤、戴着棒球帽。他们会友好地向你招手，并随时待命，用白色高尔夫球车把患者接来送去，速度颇快。他们还会去患者的房间看望，主动提供各种帮助。这样一来，我在治疗过程中也很友善、配合；有一位志愿者问我在医院感受如何，我说一切都很好。我还说，唯一让我觉得困惑的是，我好像从来没见过医生。我还补充说，护士和护士助理们好像也不知道医生什么时候会来查房，甚至不知道哪位医生在当值。

这位好心的老先生对我说："说出来你可能不信，但所有人都这么说，事实就是如此。"

***

医生不想和病人一起努力吗？事实并非如此。正如我们在新冠病毒疫情期间所看到的，医生都在异常努力地工作，不惜自己冒着生命危险，也要尽力拯救他人的生命。[96]问题是，医生对工作有关的事项的发言权其实很小，他们不得不把时间和精力浪费在安抚那些高层的大人物上。他们不再拥有病人所期盼和需要的那种权威。每天，医生都要在病人面前假装自己比实际上更重要。如果病人明白医生是如何被奴役的，他们就不会再来医院了，医院赚的钱也会变少。美国的医生们变成了广告道具，他们挂着训练有素的微笑，为的是掩盖那些医院相互竞争中造成的不堪现实。[97]

疫情把这层掩饰也揭了下来，让我们看清，医生在社会和政治中并不重要。新冠病毒对有些人来说是个发财的机会，例如商业房地产的所有者，尽管他们经济活动和疫情本身没什么联系。为特朗普总统的竞选活动提供服务的公司[98]和为竞选捐款的企业[99]也都有机可乘。在没有提供充分理由的情况下，美国最富的地区获得了两百万美元的政府补助。[100]保险公司和私募股权公司在政策上有发言权[101]；医生和病人则一点都没有。

尽管2020年的经济崩溃在本质上是一场公共卫生危机，但没人去听医生有什么建议。在讨论救助计划、资金如何分配时，电视上很少会出现医生和护士参与讨论。我们的联邦政府最终花掉了两万亿美元，却没有买来我们真正需要的东西：病毒检测试剂、口罩、防护服、呼吸机。到了3月初，特朗普政府的政策实际上是鼓励把美国生产的口罩出口到中国。而2020年3月一整月，美国未曾进口任何医疗级别的N95口罩。[102]

我当时还在接受治疗，做各种检查，所以目睹了这种政策的后果。给我做超声波检查的技术人员一直在咳嗽，也没戴口罩，这让我很紧张。如果是医生负责，就不会有这样的场面了。如果是医生负责，一开始就不会有疫情，因为我们最初就会把检测作为最要紧的工作。如果医生有足够的权威，他们就不会在连必要设备都没有的情况下对抗疫情。如果医生掌握权力，他们就不会顶着口罩短缺，日复一日地进入充满传染病的房间，如此数月。

118　　我家街对面有位邻居是医生[103]，带着三个小孩，在当地医院治疗新冠病毒肺炎，她用我们街区的电子邮件列表询问是否有人能提供口罩："医院已经没有小号（我的尺寸）的N95口罩了"。即使在设备较好的医院（她所在的医院就是其中之一），医生们每周也只能

　　　　　　　　　　　　　　　　　　美国的痼疾

分到一个口罩，但口罩本该是一次性的。他们下班时把口罩放进牛皮纸袋，在纸袋上写下自己的名字，第二天上班时再领取。韩国的医生装备齐全，看起来像是科幻电影中的角色；我们的医生看起来像是救世军（Salvation Army），什么都没有。

医院工作人员接触到的病毒远远多于合理范围，全国各地都是如此。缺乏检测和恰当的个人防护设备，他们所面临的风险既无法估计，也无法避免。但他们不能公开谈论这些风险，因为私营医院的老板们要保护自己的品牌。在商业医疗体系中，医生的角色就应该是在广告牌和内部宣传视频上保持笑脸，而不是去真正关心病人以及自己的身体健康。有医生和护士在工作时穿了自己的防护装备而被解雇，因为这种做法表明医院的库存不足。商业医疗体系也扼杀了自由言论。我们获知的类似暴行仅仅是真实发生的一小部分，因为医生和护士的雇主们给他们都下了禁言令。[104]美国医学会的主席不得不呼吁："医生有维护病人的最佳利益的自由。"[105]

在我病重的时候，我经常和我的岳父交流，他是一名医生。除了要自己执业、医院查房、教学查房，

119

他还在宾夕法尼亚州一家疗养院担任主治医师（responsible physician）。他就是在疗养院感染了新冠病毒肺炎；在同一间疗养院，一名护理人员和11名病人都死于这种疾病。我的岳母有过一次衰弱性中风，而造成中风的血栓似乎也与新冠病毒有关。她做不了检测，也就无法确定具体的联系。但我可以肯定的是，她已经记不得孙辈的名字了。

俄亥俄州开始检测后[106]，五分之一的阳性结果都来自医务人员。全国各地都有医生死亡：其中有一位公立医院的医生非常受人爱戴[107]，冒险治疗新冠病毒患者；还有一位急诊室医生，目睹了太多患者因新冠病毒死亡，最后自己也自杀了。[108]也有许多护士去世[109]：有一位在监狱工作；另一位因为照顾感染病毒的同事自己也感染了；有一位在他女儿心目中不可战胜；还有一位护士，他的女儿在短信中绝望地写道："你走了，我们怎么办"。[110]在圣路易斯，首例明确因为疫情去世的是位非裔美国护士。[111]护士助理、技术人员、护理人员、运送患者的工作人员，他们都生病了。我在医院的时候，觉得清洁人员从事的是最为重要的工作。但他们也生病了。一位参与过海湾战争的清洁工死了。[112]

在各地的疗养院里，数以十计的老年退伍军人死去了。[113]特朗普先生一直把这场瘟疫称为"战争"，这就引出一个问题，我们每年七千亿美元的军费开支到底阻止了多少病毒的传播（答案是零）。我们花在共同防御政策上的钱其实应该用在改善公共卫生上。特朗普先生把抗击疫情比作战争其实是有问题的，因为这种类比把他的独裁与无能粉饰成敌人突然袭击的结果。但如果这真的是一场战争，那我们的总司令就无视了每一个警告，在没有武器和装甲的情况下将部队派往了前线。在这场战争中，士兵无权谈论他们所看到的一切；参与这场战争的不是沉默的一代，而是"被沉默"、被禁声的一代。第二次世界大战以来，没有哪一场战争比这一场夺去了更多美国人的生命——随着时间的推移，死亡人数甚至可能会超越二战。

121

***

我生病时，住院时间总是很短，根本无法保证恰当的诊断和治疗。我前三次入院，都仅仅住了一夜就出院了。如果其中任何一次哪怕能多住一天，我的症状就能够得到诊断与及时治疗，我后来也就不会命悬一线。每次在美国住院，我都感觉到某种压力，迫使我赶快出院。躺在急诊科候诊大厅的那一晚，我已危在旦夕，但没有感受到一丁点关心，更别提欢迎了。12月29日，我终于住进急诊室，整个大楼的气氛仍然诡异。第二天我刚刚能动，就在日记中写道："他们说我完全没力气了。是流感？给你输液吧。想让我出院？今天他们说是败血症。"

在商业医疗体系下，床位总是紧张的。新冠病毒疫情在美国蔓延时，医院的床位很紧张。乍看之下，这似乎有点奇怪：对医疗领域而言，难道流行病不是常规状况吗？我们难道不是经常需要在常规床位之外增加床位数量吗？床位之所以总是不够——我们在阑尾切除手术之后要赶快出院，母亲在医院生产后总是过早地被赶回家——问题就出在以盈利作为核心考量的商业医疗体系上。

要理解床位的短缺，我们可以类比"按时交货"的服务。对快递公司而言，最理想的情况是刚刚好有足够的空间来满足他们的需要，不多也不少。而对于

美国的痼疾

医院来说，人体就变成需要及时交付、处理和运走的物件，既不应该太多，也不好太少——最好是数量刚好的人体匹配数量刚好的床位。真正的好医生、好护士、好助理一直在抵制这种逻辑，但他们只是徒劳，像在把巨石推上山。

保留床位需要钱。[114]在美国的商业医疗体系中，只要别家医院不破例，没有哪家医院会专门花钱保留预订的床位。财政逻辑主导着医学逻辑，国家也就不可能做好准备应对疫情。永远不可能有床位储备，也不可能有防护装备或呼吸机的储备。以季度为单位计算利润的主事者不会考虑到大约十年才会出现一次的大流行病。[115]每次疫情来临，都会被定义为"极特殊的情况"，但由于物资和床位的短缺，我们面对的往往是超过应有程度的惨重伤亡。之后，钱就开始满天飞：但没人问医生应该怎么分配，这些钱也不会飞向医生们认为必要的地方，而是飞向在经济领域最有话语权的部门。我们刚刚经历了这种局面，并且在商业医疗体系下，这种情况将持续发生。

可悲的是，在医院里，一具身体就是一个部件。善良的助理、称职的护士、正派的医生努力把这个部件真正当人来看，但他们受制于整个体系。如果某具身体在适当的时间内生了适当的病，这具身体就会创造收入。某些类型的疾病，特别是那些可以通过手术和药物治疗（或至少被认为可以治疗）的疾病，是可以创收的。这个体系下，没有人有经济上的驱动力来帮你保持健康，助你恢复元气，或者——让人好好活着。健康和生命是人类的价值，但不是经济价值；治疗我们身体的市场缺乏规制，滋长了有利可图的疾病，而不是人类的健旺。

当然，医院里的许多人确实很在乎健康问题；那些告诉我真相的医生、停下来给我建议和鼓励的护士、解释检测结果含义的技术人员、推着我的病床时继续开玩笑闲聊的运送人员、想办法固定我的肝脏引流袋让我方便走路的助理、专门调整工作时间安排以便在我下床时地板不会打滑的清洁工：从他们身上，我能感觉到他们的关心。但是，在收入下降时，医院作为商业机构，就自然会有一种让你早点出院的逻辑，这种逻辑和"帮助你恢复健康"完全不同。保险公司也有自己的运行机制，想尽办法不为你的检查和治疗买单。

美国的瘤疾

每当你找医生或护士咨询、做检查，背后都有医院的算法与保险公司的算法之间的博弈，看看最后谁能赚多少钱。医院会倾向于实施对自己有利的方案，至于是否有最胜任的人手来操作一点也不重要。例如，某个新生儿有复杂的心脏缺陷，当地儿童医院可能不会把这个新生儿转介给另一家医院最擅长做这类高难度手术的医生，反而很可能谎称自己的医生能胜任这个手术——尽管并不是真的。[116]这样一来，承受痛苦和死亡的就是那些婴儿。

在生命的另一端，商业医疗体系同样将利润置于健康之上，外科植入体充分体现了这一点。我第一次了解到这些，还是我的博士生导师更换髋关节那会儿。这位资深历史学家一生经历了许多：他是旺达的儿子，大屠杀的幸存者；在他的办公桌上，母亲的画像已经摆放了四分之一个世纪。他曾生活在共产主义的波兰，并在那里参与组织了一所地下大学；他曾在戒严营中被拘禁。

在我们相识的大部分时间里，他都非常健康，每年冬天都去滑雪。他做完手术后，我去医院看望他，以为髋关节置换术会改善他的活动能力。但事实上，他在手术后遭的罪比之前更多：他再也未能正常行走，在疼痛中精疲力竭，最终死去。

在美国，植入体基本上没有得到任何规制。哪些植入体被植入了哪些身体，我们并不对此进行登记。植入体事故造成伤害和死亡，也会引发诉讼，但法律标准和监管标准一样宽松，我们也没能从这些诉讼中汲取什么经验。植入体很可能是美国人死亡的主要原因之一[117]，甚至可能是最主要的原因。但它们有利可图。

获利的动机和治疗的使命之间的冲突，还体现在治疗感染的问题上。差点害死我的败血症是一种细菌性感染。一旦确定了细菌类型，就可以用对应的抗生素进行治疗，从而清除血液中的感染。我的肝脓肿是一种细菌感染，所以我服用抗生素。但不幸的是，细菌在进化中产生了对抗生素的耐药性，这意味着我们需要不断对抗生素进行更新。抗生素的耐药性会贻误对感染的治疗，每年都有数以万计的美国人因此死亡。然而，针对新的抗生素，会产生新的耐药性，所以新的抗生素总会过时，制药公司在投资研发新的抗生素时总是犹豫不决。

抗生素耐药性的问题越严重，市场就越不会努力寻求解决方案。大多数大型制药公司已经不再对抗生素的研发追加投入。[118]如果纯粹以资本主义逻辑运作健康领域，细菌就会胜利。

***

医疗体系曾经是医学专家掌控的领域，但现在已经被牟利专家入侵。当由计算机程序来决定在一天之内安排多少病人盈利最多，医生就沦为了工具。然后，机器们迈着胜利者的步伐走进病房。现在，护士和病人之间总是隔着带轮子的电脑，而这些电脑到处都是，是护士们专横的机器人老板。当你第一次见到护士时，她或他的眼睛很可能就是在盯着屏幕，而不怎么看你。对治疗来说，这是很可怕的，因为你变成了流程的一部分，而不再是一个人。如果你提出了一个与屏幕上的内容无关的问题，很多护士会很难集中精力和注意力。以我为例，在第一次肝脏手术后，我的肝脏引流管被接错了。这是一个很严重的问题，但修正起来也很容易。然而，我努力了四天，希望引起医护人员的关注，直到最后都没能成功——仅仅因为这个问题不在屏幕上的列表里。于是我接受了第二次肝脏手术。

医生书写病历，往往是怎么方便怎么写，而非如实记录；我读到自己的病历时，对此颇为震惊。这也不能怪医生：他们用的记录系统非常糟糕，吸走了他们的时间和我们的钱。当医生进行记录时，他们不得不受制于系统中提供的项目，而这些项目的设置便是为了尽可能增加医院收入。电子病历刚刚出现时，很多研究都展望了这项技术具备哪些优势，但实践中并没有体现出来；电子病历中的电子化，其实更接近信用卡读卡器或自动取款机的电子化，在收集对医生和病人可能有价值的数据方面并无多少助益。在新冠病毒疫情期间，医生无法用电子病历来沟通症状、进行治疗。正如一位医生所说："记录的最重要目的是计费、确定服务水平、存档，而不是记录或传达我们观察到的情况，评估并计划（医疗方案）。这些原本都是我们极为重要的工作，现在全都被计费取代了。"[119]

医生们其实恨透了这些。老一辈的医生说，他们那会儿情况好很多，年轻的医生也表示认同——这一点就很重要。医生们感到自己被各种主管压垮了，他们怀念过去所拥有的权威，或是决定就读医学院时以

美国的痼疾

为自己会拥有的权威。年轻人去读医学院各有理由，后来却发现，他们的使命感被老板们利用了。他们像是机器上的齿轮，每天要看尽可能多的病人。公司为了从医疗实践中获得更多利润绞尽脑汁，医生们也深受其害，离自己当初崇高的使命感越来越远。制作电 ¹²⁹ 子病历所消耗的时间已经与照管病患的时间一样多，必须要接的电话也总是打断思路，医生们不胜其扰，逐渐失去了专注和沟通的能力。如果医生失去了控制权，我们也就无法获得健康或自由。

***

疫情期间，由于医院都被重组以应对新冠病毒，其他任何医疗照护都难以为继。新冠病毒感染者与其医疗人员，都丧命于设备短缺。这种短缺也造成了无数无法（及时）接受癌症手术或器官移植的病患死亡；其中很多人，如果能及时就医，病情就不会恶化到那个程度。医院在疫情期间无法实施那些能创收的手术，于是在病人最需要医生的时候，医生反而被解雇了。

为什么基础护理如此依赖大医院？在商业医疗体

系中，医院的设计初衷，本应是让"服务供给者"（医生、护士、医师助理）以一定的价格提供某些服务。130 但健康问题主要在于教育和预防，而这些工作更适合在医院之外完成。如果在全国各地，甚至在自己家里，都能获得更普及、便利的公共卫生和医疗服务，我们是不是都会更健康？医生上门服务有助于预防疾病，还能鼓励患者继续接受治疗。[120]如果能与医生面对面接触，人们的感受普遍都会更好。医生应该分散在全国各地数以千计的小诊所里工作，甚至上门服务。为什么和医生轻松自然地交流反而成了遥不可及的梦？

然而，保险和记录的要求极其复杂，给医生造成极大的压力，他们不得不团队作战才能应付。抱团的医生又被私募股权公司收购以扩大人员规模，或者被医院收购，然后再被其他医院收购。私募股权公司为了利润彼此竞争，最终形成区域性的寡头，吞噬一切可触及的资源。在新冠病毒疫情期间，医院在决定是否多雇些工作人员来保障人力时，考虑的不是当地需求，而是资产负债表上的数字。[121]这些与医生的本职工作关系甚微。131 正如本杰明·富兰克林在另一封信中写道："社会痼疾在于高官的巨额薪水和政治资助。"[122]

任何有志于在社区独立执业的医生，都必须要有特殊的使命感，准备好赚更少的钱，且必须获得外部帮助。我们家在俄亥俄州的一位朋友，就以社区医生作为人生目标。她甚至一度成功了，但前提是她的丈夫受过高等教育，擅长数学又懂电脑，全职帮她处理保险和病历记录的工作。这显然并非人人可以为之。

***

人们需要的是在自己身边的医生。人们需要的是自己认识也了解自己的医生，人们需要自己的医生能够了解自己的经历，在危难之中能够决策，有责任感。我们所需的医疗照护系统，应当基于人们真实的生活处境，而非指望每个人自己就是万事通——若不精于复杂的文牍系统，就得多花冤枉钱。

急诊室成为城市中就医的首要和唯一选择，城市医疗照护的可及性很成问题。何况，在更广阔的农村和郊区，获得医疗服务则更加困难，因为医生很少，医院又很远。过去十年，大约有120家位于美国郊区的医院关门。[123]其中两家在2020年3月疫情期间停止了运

132

营。很多农业郡没有医院，生活其中的美国人一旦感染（新冠病毒），死亡的概率会更高。[124]西弗吉尼亚州第一个确知死于新冠病毒感染的是位女士，其当地医院就刚关门不久。[125]

社区医生的角色不可或缺，但无论在城市还是郊区，做社区医生都困难重重。这并非医生不想从事这种工作——事实上很多医生做梦都想成为社区医生——但是仅靠一次次的咨询和治疗来谋生是很困难的。专科医生比全科医生赚得更多，而年轻的美国医生通常都背着贷款。因此，决定当儿科医生和内科医生的人数过少。[126]为老年人提供照护的老年医学领域甚至在逐渐消失。[127]

相较于基础医疗服务，手术的收费往往更高，也更容易向保险公司收费，这便是专科医生比全科医生收入丰厚的原因之一。然而，基础医疗服务对我们的健康而言是最重要的一环，儿童健康更是如此。这是"有利可图优先于健康"逻辑的又一例证。

新冠病毒使这一切雪上加霜。人们选择去大医院而不是求助于自己的初级保健医生，导致许多小诊所都将关闭。政府救助的往往是与医学领域无关的机构；

获得一定关注的医疗机构也往往是大医院。这意味着，角色最为重要的医生将无路可走。[128]新冠病毒会导致商业医疗体系更加集中化，而美国人需要的则恰恰相反。

如果我们珍视健康，我们就能扭转收益方式。逐个治愈患者，应该不会太困难。医生并不完美，我也亲自见证了这一点。但在一个更理想的制度下，一位差劲的医生可能会成为一位平庸的医生，一位平庸的医生可能会成为一位体面的医生，一位体面的医生可能会成为一位好医生，而一位好医生可能会成为一位杰出的医生。接受过照护相关科学和人文训练的是医生；当我们提到医学，我们想到的是医生，而不是那些隐藏在广告牌后面的公司。如果我们给予医生应有的权威，我们都会更健康、更自由。

庞大的医疗集团应该依照反垄断法进行分拆。应该免除在服务匮乏地区从事基础医疗的医生所背负的债务。针对医生的禁言令，应当被认定为违法。应当重建负责规划和应对流行病的联邦机构，并由医生负责。医生应该联合起来，助力于设计一个新的体系，让所有美国人都有保险，都能获得我们需要的照护。

要想获得自由，需要付出努力，也需

要勇气来认清机遇。这场危机也提供

了一个机会，让我们重新思考不同的

可能性。医疗照护应该是一种权利，

医生应该有权威，真相应该被探求，

儿童应该拥有一个更好的美国。

结语

复原之路

我们始终无法看清我们的痼疾。本地新闻的阙如 135
使得我们很难关心乡村与邻里，也就无法聚焦现实问
题。我们的病灶一直在恶化，但高速公路上的医院广
告牌和电视屏幕上的药品广告，仍在一味地向我们灌
输"技术进步"的正能量。掌握手术技术、研发特效
药当然很重要。然而，了解自身的问题，赋予医生权
威，有时间与孩子共处，以及有权利获得医疗照护，
这些更为重要。我们支付了超高的成本[129]，换来的却
是死得更早，再多的宣传也无法抹杀美国商业医疗体 136
系下的这一基本事实。

医学工业综合体可能会为我们的沉疴做出辩护，
声称这是唯一可行的现实方案。游说者、公关专家、
邪恶的网络段子（internet memes）也会告诉我们，我
们无法承担任何改变。他们会说，听医生的话、人性
化地抚养孩子、探求真相、享受健康，这些都太昂贵
了。将自己的身体置于对医学一无所知、对我们毫不
关心的人的主宰下，而这些人以尽可能少的努力从我

们的身体上赚取尽可能多的钱：在灌输给我们的教导中，这便是自由；实则这恰恰是最大的不自由。我们要明白，从美国人的病痛中攫取财富的人越少，我们才会越自由。

现实并非如此。

即便单纯从经济角度来看，商业医疗体系的效率也不高。"我们目前的系统性价比很高"，更是可笑的主张。我们为医疗照护支付的费用远远高于其他类似富裕程度的国家，得到的却少得多。新冠病毒疫情显示了公共卫生体系的失败，让纳税人损失了数万亿美元，也摧毁了整个经济体系。让我们牢记这一点。既然放任人们生病对某些利益集团来说有利可图，尽管这会让国家更穷，经济衰退，但这些利益集团还是会为目前的制度辩护。千禧一代健康状况下降，未来几十年的生活将更加悲惨，X一代能享有的退休时间更短，退休金更少，每个人的境遇都会更糟。

医疗照护如果太过昂贵，就会失去其应有之义。近一半的美国人主动回避治疗，正是因为无力支付医疗费用。数千万美国人仍然没有保险，还有数千万人的保险保障力度不足。我有不错的健康保险，但还是要支付数千美元的额外费用。我尚未出院，账单已寄到家中，但我竟然因此被罚款。这种财务花招太令人作呕了。[130]

当然，这不算最坏的情况。在新冠病毒流行期间，数千万的美国人失去工作，从而也失去了保险。失业的人被抛弃了，所有的美国人都因此受到影响。[131]因为无法获得诊断，病毒被传播；因为无法得到治疗，人们在痛苦中死去。在这个国家，我们能享受的病假少得吓人，我们也都因此被置于危险之中。唯恐失业，人们即使生病也不得不坚持出门工作，又因此感染其他人。所发生的一切都太不合理了，而这些完全可以避免。

我们要在孤独和团结之间找到新的平衡。我们在这个国家总是过于孤独，其中一个原因是，我们不知道如何谈论自己的问题与烦恼。如果生病时无须因为金钱和地位而焦虑，我们就更有可能得到医治并重获健康。如果能得到自己信任的医生和护士的救助，人们之间的相处也会更融洽。

将医疗照护视为一项权利，是获得更好治疗和更长寿命的基础，也是迈向一个更加公正的社会的必经一步；在那样一个社会中，我们都将更加自由。如果从事医生的职业是完成使命，而不再屈从于其他力量；如果我们能改变规则，让小诊所能够与巨头竞争——我们都会更健康。我们能够摆脱操弄痛苦的政治。焦虑和恐惧并非不可避免。我们的顽症其实还有被治愈的机会。

团结，意味着每个人都参与其中，不能将一部分人排除在外。财富的极端不平等是导致我们的积弊的重要因素，一小部分人过着与大众截然不同的生活，有着完全不同的体验。民主政体也因此转变为寡头政治[132]，富人手握权柄，柏拉图时代就是如此。当金钱成为唯一的目标，其他价值就会消失，人们也开始模仿起寡头的生活。我们被寡头编造出的长生不老的幻象所迷惑，却发现自己的生命因此更加短暂；但我们不是去追问缘由，而是沉浸在自己也能变成寡头的白日梦里。就这样，我们建起了柏拉图所说的"富人的城邦"和"穷人的城邦"。我们放任公共卫生危机成为亿万富翁的摇钱树，我们的病势因此愈发沉重。当我们放过寡头藏在离岸账户里的数十亿美元时，我们也就失去了让美国人变得更健康和更自由的机会。新冠病毒大流行的前几周，超过两千万美国人失去了工作，美国的亿万富翁却大赚了2820亿美元。[133]

我们应该将医疗照护视为一项权利，认真对待医疗和本地信息，多花时间陪伴我们的幼儿，并让医生来领导医务工作。实现这些目标会花些钱，但未来会省下更多。花费多少成本并不是问题，问题在于未来巨大的收益。强有力的公共卫生政策会降低医疗成本，同时降低流行病的风险，经济被摧毁的风险也相应降低。增加对儿童的投资，他们长大后精神和身体疾病会减少，违法犯罪的可能性降低，更少地出现支离破碎的人生。这也意味着，老年人能够领到更丰厚的退休金。

大部分的保险公司只是利用疾病来敛财，就像蹲在大桥上收取买路钱的巨兽。巨兽的利润被错误地计入国民生产总值，其实他们并未提供任何货品或服务。按照经济学的逻辑，只要有可能，就应尽量避免中间商；在医疗保险问题上我们其实也知道应该怎么做：建立一个单一支付系统（single-payer system）作为核心，仅仅将私营保险业务作为补充。很多国家的经验都证明这是可行的，那里的人们也活得更长。数以千计的医生也有此主张。[134]如果我们联合起来，走向健康的彼岸，巨兽就无法阻止我们。

只有人们得到关怀和照护，像我们这样的市场经济才会运行得更好。如果我们要的是自由，那我们应当让市场为自由服务，而不是为了市场教条牺牲人的自由。市场经济学家中最有影响力的当属弗里德里希·哈耶克（Friedrich Hayek），他反对寡头垄断，反对由少数人拥有一切的产权，认为这种体制和苏联的中央计划本质上很类似。[135]我们的医疗—工业综合体便是这样的寡头垄断。我们的大数据产业同样被寡头垄断。哈耶克是对的：它们应该被拆分。商业医疗体系正在创造大量哈耶克在其名著《通往奴役之路》中所称的"被剥夺权利的中产阶级"。在文明国家里，每个人都能获得照护，哈耶克认为这是理所当然的，他写道："国家有充分的理由去帮助组织起一个全面的社会保险体系。"他深知，"国家以这种方式提供更好的保障，与维护个人自由之间没有任何矛盾"。

事实上，正确的政策会让我们更安全，也因此更自由。对儿童来说尤其如此。如果我们现在就建立起新的制度，让我们能花更多时间陪伴孩子，那我们的国家在未来也会更加自由。同时，为人父母者所需要的服务和权利，不但不会扭曲市场，反而会让市场日趋完善。幼儿父母因为缺乏足够的育儿假、病假、其他节假时间而辞职、另找工作，这完全不合理。这不但让他们自己的生活压力更大，也会增加雇主的成本。雇主会不断、不必要地损失有才华的员工，不得不安排新的培训，成本也随之增加。有权享受病假、育儿假、其他休假的员工会更快乐，更高效。他们也更自由。 ¹⁴²

很多我们认为理所当然的东西，其实能够迅速改变，并变得更好。它也可以急速变差。这取决于我们现在的选择。疫情期间，我们很容易把钱交给错误的人，也很容易索性放弃自由。要想获得自由，需要付出努力，也需要勇气来认清机遇。这场危机也提供了一个机会，让我们重新思考不同的可能性。医疗照护应该是一种权利，医生应该有权威，真相应该被探求，儿童应该拥有一个更好的美国。

让我们一起走上复原之路。

每个人心中都有一把由对抗死亡的怒火点燃的火把。每个人也都是木筏上的一块木板，与其他人一起漂浮在生活的海面上。健康是我们共同的软肋，也是我们共同的机遇，让我们一起成长得更加自由。

愤怒与同理

尽管感染最严重的阶段已经过去，但直到好几个
礼拜之后，我才能安睡。我的手和脚仍然刺痛，而且
右边身子在手术后也疼得要命。即便入睡，我也会被
护士和自己的忧虑唤醒。一月份我躺在医院，在夜里
想起我在新英格兰所居住的那个城市，也想起中西部
地区的故乡。妻子买了耳机以便我听音乐，并翻出一
个旧的黑色手机，它的玻璃屏幕好几年前在基辅被一
块鹅卵石打碎了。现在，身体好转，我就会听一些之
前从没听过的音乐；但躺在病房时，帘布遮蔽，机器
簇拥，手臂和胸部插满导管，我只想听那些熟悉的
音乐。

　　因此，我整晚都在听露辛达·威廉姆斯（Lucinda
Williams）的专辑《汽车驶在碎石路上》（*Car Wheels
on a Gravel Road*）。同名主打歌让我想起了我们国家
有多么广袤，我的病床紧靠着大西洋，边上的95号州
际公路一直向西、向南，直到那些不知名的小地方的
柏油路的尽头。我想起了皮卡车轮胎压在碎石上的声

音，我小时候就很熟悉这个声音，我趴在车斗里，在玉米田中寻找鹿的踪迹。这首歌的主题是在悲伤中匆忙地离去；一个孩子的脸上混着泥土和泪水。这是一首关于痛苦的歌。我开着红色皮卡，是辆1992年的道奇，曾属于我父亲的父亲。它在东海岸陪伴着我。对我来说，碎石路总是与"归来"联系在一起，橡胶压在石头上发出的隆隆声，宣告着回归和复原。

此刻，我待在纽黑文的家里。由于新冠病毒的大流行，我不能履行承诺，在今年春天带小女儿去俄亥俄州；但至少我还活着，还有机会。这本书始于我在日记中写下的一些笔记，当时我无比愤怒于可能是临死前最后的孤独。待身体稍有恢复，经过几个星期的时间，我便开始写作。我肝上的溃洞仍在，只是已经缩小了一些。肝脏会愈合。肝脏上的感染几乎肯定会痊愈；抗生素治疗结束时，我就会有更确定的消息。我身上的九个洞，现在成了一个个的疤。我的脚底和左手仍然刺痛，左手食指尤其严重。稍过片刻，我将用这根手指打出这本书的最后一小节：这不是放弃，而是进步。

即使在我们康复之后，疤痕和后遗症仍会作为重

美国的痼疾

病的遗产留存。复原并不是回到过去的样子。我已经不完全是从前的我。我的英文表达能力突然一点点恢复了，就像一场温柔的春雨；但我现在说话和写作的方式已经有所不同。我的其他语言能力则没有受到影响；从机场到医院的路上，我在败血症和半昏迷的情况下讲着波兰语；我看到我妻子的短信，发现自己在手术后想要胡萝卜、芹菜和法国悬疑小说。为了手术、注射、插管、做心电图，我身上相当一部分毛发都被剃除。一些黑发变白；一些白发却又转黑。曾经我在夜里入睡时就惦记着翌日清晨的第一杯咖啡；但现在我甚至厌弃那种味道了。后来有一天，我正在准备面向联合国安全理事会的发言——我半年来的第一次演讲[136]——我突然发现自己不会打领带了。

　　历史其实从未远去。过去的自己、过去的时代有许多憧憬和失败，我们能够从中吸取经验，并有所创造。我不再是从前的我，也不希望仅仅是从前的我了；我有所收获，所以变得更好。我仍然很愤怒，但与其说是为自己，倒不如说是为我们所有人。我们应该获得自由，我们需要行之有效的医药体系。为此，所有人都要努力，无论在城市还是郊区，在高速公路附近或在砾石路上。为此，我们要把获得医疗照护视为一项权利。这是美好的愿景吗？让这个愿景成为美国梦的一部分吧。

无论我们生活在这个国家的哪一处，无论我们生了什么病，我们都不是物件，而是人；当我们都把彼此当作人来对待，我们才会有更好的发展。每个人心中都有一把由对抗死亡的怒火点燃的火把。每个人也都是木筏上的一块木板，与其他人一起漂浮在生活的海面上。健康是我们共同的软肋，也是我们共同的机遇，让我们一起成长得更加自由。无论是独自追求，还是与他人并肩奋斗，要想生活得更丰富、更自由、更幸福，我们就一定要治愈共同的弊病——美国的痼疾。为了享有自由，我们要保持健康；为了保持健康，我们需要彼此。

致　谢

在本书中，我讲述了我从充满问题的医疗体系中死里逃生的故事，而很多人仍然身陷其中，并且因为疫情，他们的情况变得更为严峻。我很感激那些医生、医师助理、护士、护士助理、技术人员、运送人员、清洁人员、餐厅工作人员，还有和我共处、相互微笑、分享思绪的其他患者。朱莉·克拉克·爱尔兰（Julie Clark Ireland）和她的家人在佛罗里达照顾过我。伊萨贝拉·卡里诺夫斯卡（Izabela Kalinowska）开车送我去康涅狄格的医院。史蒂芬·肖尔博士（Dr. Stephen Shore）在自己面临重重困难时还帮助我理解我的疾病。缇娜·班内特（Tina Bennett）在我非常困难的时候联系到我，莎伦·沃克豪森（Sharon Volckhausen）也来探视我。丹尼尔·马科维茨（Daniel Markovits）、莎拉·比尔斯顿（Sarah Bilston）、斯蒂芬妮·马科维茨（Stefanie Markovits）、本·波拉克（Ben Polak）都是我忠诚的朋友。塔玛·根德勒（Tamar Gendler）和丹尼尔·费多罗维奇（Daniel Fedorowycz）在我没办法工作的时候为我照应工作。我也很感激在逆境中写作的学生，他们树立了很好的榜样。莎拉·西尔弗斯坦（Sara Silverstein）让我开始努力思考健康与历史的关系。利亚·米拉霍尔（Leah Mirakhor）和纳维德·哈菲兹博士（Dr. Navid Hafez）邀约我写下此书。特蕾西·费希尔（Tracy Fisher）帮我处理了很多现实问题，威尔·沃尔夫斯劳（Will Wolfslau）和奥布里·马丁森（Aubrey Martinson）的出色工作让本书得以顺利出版。蒂姆·达根（Tim Duggan）是最棒的编辑，他富有同情心、智慧、值得信赖。伊丽莎白·布拉德利（Elizabeth Bradley）、阿曼达·库克（Amanda Cook）、劳拉·唐娜（Laura Donna）、苏珊·弗伯（Susan Ferber）、亚瑟·拉文博士（Dr. Arthur Lavin）、朱莉·莱顿（Julie Leighton）、克里斯汀·斯奈德（Christine Snyder）、E. E. 斯奈德博士（Dr. E. E. Snyder）、莱奥拉·坦恩鲍姆（Leora Tanenbaum）和迪米特里·季莫茨科（Dmitri Tymoczko）阅读过本书草稿。朱莉安·卡帕（Julianne Kaphar）带汤给我，提图斯·卡帕（Titus Kaphar）完全理解我想要什么。杰森·斯坦利（Jason Stanley）在我没办法一个人跑步时陪伴着我。艾琳·克拉克（Erin Clark）、米列娜·拉扎尔基维茨（Milena Lazarkiewicz）、夏基拉·麦克奈特（Shakila McKnight）、吉娜·潘扎（Gina Panza）、切尔西·朗卡托（Chelsea Roncato）和莎拉·沃尔特斯（Sarah Walters）教过我的孩子。卡列夫·斯奈德（Kalev Snyder）和塔里亚·斯奈德（Talia Snyder）不但没有干扰本书的写作，而且他们正是帮助我写作本书的宝贵源泉。埃米尔·斯坦利（Emile Stanley）和阿兰·斯坦利（Alain Stanley）是他们的好朋友。我很感激恩杰里·坦德医生（Dr. Njeri Thande）当时的陪伴，也感谢玛希·肖尔（Marci Shore）带我回家。

注 释

序言 孤独与团结

1 "Comtee of Boston About Abuse of the Town in England 1770"，可见于 the National Archives。

2 Madison to Jefferson, 1800 年 4 月 4 日，可见于 the National Archives。

3 演讲视频地址为 www.dialoguesondemocracy.com/copy-of-timothy-snyder, 我的部分从第 11 分钟开始。

引言 美国痼疾

4 Lenny Bernstein, "U. S. Life Expectancy Declines Again," *Washington Post*, November 29, 2018.

5 Linda Villarosa, "Why America's Black Mothers and Babies Are in a Life-or-Death Crisis," *New York Times*, April 11, 2018.

6 参见穆迪分析为蓝十字与蓝盾协会所作评估报告 "The

Economic Consequences of Millennial Health," 2019。

7　这个表达借用自 Peter Bach, "The Policy, Politics, and Law of Cancer," conference at the Yale Law School, February 9, 2018。

8　Frederick Douglass, "West Indian Emancipation," 1857 年 8 月 3 日演讲。

第一课　医疗照护是人权

9　美国医学会（The American Medical Association）会收集医疗行业内的种族与其他统计信息，并在其网站公布。

10　参见 *On Tyranny: Twenty Lessons from the Twentieth Century* (New York: Tim Duggan Books, 2017) 第九课。　151

11　因为我自己看过病历，所以知道检查结果报错了。

12　关于手机和专注度，见 Adrian F. Ward et al., "Brain Drain: The Mere Presence of One's Own Smartphone Reduces Available Cognitive Capacity," *Journal of the Association for Consumer Research* 2, no. 2 (2017)；Seungyeon Lee et al., "The Effects of Cell Phone Use and Emotion-Regulation Style on College Students' Learning," *Applied Cognitive Psychology*, June 2017。

13　这并非我的猜测；我看过病历，相关时点写得很清楚。

14　这是我和托尼·朱特（Tony Judt）讨论过的主题，见 *Thinking the Twentieth Century* (New York: Penguin, 2012)。我希望说明，为了得到医疗照护而相互竞争似乎很自然，但事实上完全是人为建构的。相关的论点，见 Rutger

Bregman, *Humankind* (New York: Little, Brown, 2020)。

152　15　这些前人包括一些在一战后积极推动国际公共卫生事业的东欧医生。我从其中的一位，安德里亚·斯坦帕（Andrija Štampar）那里借用了"商业化医疗体系"（commercial medicine）的表达。见 George Vincent Diary, July 18, 1926, Rockefeller Foundation Archives, RG 12。这里还应引用莎拉·西尔弗斯坦的著作，她正在完成一本与这些医生有关的著作。

16　这封信以及相关的背景，见 Timothy Snyder, "How Hitler Pioneered Fake News," *New York Times*, October 16, 2019。我对希特勒世界观的研究，见 *Black Earth* (New York: Tim Duggan Books, 2015)。我另一本相关著作是 *Bloodlands* (New York: Basic Books, 2010)。

17　有关犹太区中的疾病，以及其他大屠杀相关主题的研究，见 Raul Hilberg, *The Destruction of the European Jews* (New Haven, Conn.: Yale University Press, 2003), 1: 271—274。

18　对德国集中营的主流研究，见 Nikolaus Wachsmann, *KL: A*

153　*History of the Nazi Concentration Camps* (New York: Farrar, Straus and Giroux, 2015)。

19　Golfo Alexopoulos, *Illness and Inhumanity in Stalin's Gulag* (New Haven, Conn.: Yale University Press, 2017).

20　正如有位护士告诉我的，医疗照护的基石是"睡眠、营养、亲密关系"。

21　参见 C. Lee Ventola, "Direct-to-Consumer Pharmaceutical Advertising: Therapeutic or Toxic?" *P&T* 36, no. 10 (2011):

669。也可见 Ola Morehead, "The 'Good Life' Constructed in Direct-to-Consumer Drug Advertising," 2018 （未出版稿件）。

22　Raj Chetty et al., "The Fading American Dream: Trends in Absolute Income Mobility Since 1940," *Science*, April 28, 2017.

23　Bruce Western and Jake Rosenfeld, "Unions, Norms, and the Rise in U.S. Wage Inequality," *American Sociological Review* 76, no. 4 (2011): 513-37; Jason Stanley, *How Fascism Works* (New York: Random House, 2018), chapter ten.

24　Alana Semuels, "'They're Trying to Wipe Us Off the Map.' Small American Farmers Are Nearing Extinction," *Time*, November 27, 2019.

25　Matt Perdue, "A Deeper Look at the CDC Findings on Farm Suicides," National Farmers Union, blog, November 27, 2018; Debbie Weingarten, "Why Are America's Farmers Killing Themselves?" *Guardian,* December 11, 2018.

26　关于朴茨茅斯，见 Sam Quinones, *Dreamland: The True Tale of America's Opiate Epidemic* (London: Bloomsbury, 2016)。

27　Andrew Gelman and Jonathan Auerbach, "Age-Aggregation Bias in Mortality Trends," *Proceedings of the National Academy of Sciences*, February 16, 2016.

28　Anne Case and Angus Deaton, "Rising Morbidity and Mortality in Midlife Among White Non-Hispanic Americans in the 21st Century," Proceedings of the National Academy of

154

Sciences, December 8, 2015.

155 29 J. Wasfy et al., "County Community Health Associations of Net Voting Shift in the 2016 U. S. Presidential Election," *PLOS ONE* 12, no. 10 (2017); Shannon Monnat, "Deaths of Despair and Support for Trump in the 2016 Presidential Election," Research Brief, 2016; Kathleen Frydl, "The Oxy Electorate," *Medium*, November 16, 2016; Jeff Guo, "Death Predicts Whether People Vote for Donald Trump," *Washington Post*, March 3, 2016; Harrison Jacobs, "The Revenge of the 'Oxy Electorate' Helped Fuel Trump's Election Upset," *Business Insider*, November 23, 2016.

30 对这种悲观主义的研究，见我的著作 *The Road to Unfreedom: Russia, Europe, America* (New York: Tim Duggan Books, 2018) 第六章；关于污染与自我牺牲，见 Arlie Hochschild, *Strangers in Their Own Land* (New York: The New Press, 2016)。

31 Jonathan M. Metzl, *Dying of Whiteness* (New York: Basic Books, 2019). 基础性的文本，见 W.E.B. Du Bois, *Black Reconstruction* (New York: Harcourt, Brace, 1935)。

156 32 例如 Washington to Madison, October 14, 1793，以及 Washington to Jefferson, October 11, 1793, 可见于 the National Archives。

33 1793 年费城（Philadelphia）。另见 Danielle Allen, *Our Declaration* (New York: Liveright, 2014)。

第二课　重建自由从儿童开始

34　Corinne Purtill and Dan Kopf, "The Class Dynamics of Breastfeeding in the United States of America," *Quartz*, July 23, 2017.

35　针对这一科学问题的简明指南，参见哈佛大学儿童发展中心（Center on the Developing Child at Harvard University）的研究摘要。

36　C. Bethell et al., "Positive Childhood Experiences and Adult Mental and Relational Health in a Statewide Sample," *JAMA Pediatrics*, November 2019.

37　需要留意的是，亚马逊（Amazon）和谷歌（Google）的创始人当时上的学校都不允许使用带屏幕的电子产品，并且史蒂夫·乔布斯（Steve Jobs）也不让自己的子女使用自己公司的产品。见 Nicholas Kardaras, *Glow Kids* (New York: St. Martin's Griffin, 2016), 22—32。在我所认识的所有生活在硅谷（Silicon Valley）的人中，没人把自己的小孩送去允许使用带屏幕电子产品的学校。甚至他们请的保姆都要签署协议，承诺不把成瘾性的产品带进家门。见 Nellie Bowles, "Silicon Valley Nannies Are Phone Police for Kids," *New York Times*, October 26, 2018。

38　Barbara Fredrickson, "The Broaden-and-Build Theory of Positive Emotions," *Philosophical Transactions of the Royal Society of London, Biological Sciences*, September 29, 2004, 1367-77.

39 V. Felitti et al., "The Relationship of Childhood Abuse and Household Dysfunction to Many of the Leading Causes of Death in Adults," *American Journal of Preventive Medicine*, May 1998, 245-58.

40 与儿童发展有关的一系列论文，参见"Advancing Early Childhood Development: From Science to Scale," *Lancet*, October 4, 2016。

41 Heather Boushey, *Finding Time* (Cambridge, Mass.: Harvard University Press, 2016).

158 **第三课　真相使我们自由**

42 Laurie Garrett, "Trump Has Sabotaged America's Coronavirus Response," *Foreign Policy*, January 31, 2020; Oliver Milman, "Trump Administration Cut Pandemic Early Warning Program in September," *Guardian*, April 3, 2020; Gavin Yamey and Gregg Gonsalves, "Donald Trump: A Political Determinant of Covid-19," *British Medical Journal*, April 24, 2020; David Quammen, "Why Weren't We Ready for the Coronavirus?" *New Yorker*, May 4, 2020.

43 Jimmy Kolker, "The U.S. Government Was Not Adequately Prepared for Coronavirus at Home or Abroad," *American Diplomat*, May 2020.

44 Jerome Adams, tweet, February 1, 2020.

45 Erin Allday and Matt Kawahara, "First Known U.S. Coronavirus Death Occurred on Feb. 6 in Santa Clara County," *San*

Francisco Chronicle, April 22, 2020; Benedict Carey and James Glanz, "Hidden Outbreaks Spread Through U. S. Cities Far Earlier Than Americans Knew, Estimates Say," *New York Times*, April 23, 2020; Maanvi Singh, "Tracing 159 'Patient Zero': Why America's First Coronavirus Death May Forever Go Unmarked," *Guardian*, May 26, 2020.

46 Frank Harrington, "The Spies Who Predicted COVID-19," *Project Syndicate*, April 16, 2020.

47 Motoko Rich and Edward Wong, "They Escaped an Infected Ship, but the Flight Home Was No Haven," *New York Times*, February 17, 2020.

48 Maegan Vazquez and Caroline Kelly, "Trump Says Coronavirus Will 'Disappear' Eventually," CNN, February 27, 2020.

49 Juliet Eilperin et al., "U.S. Manufacturers Sent Millions of Dollars of Face Masks, Other Equipment to China Early This Year," *Washington Post*, April 18, 2020. 也见 Aaron Davis, "In the Early Days of the Pandemic, the U. S. Government Turned Down an Offer to Manufacture Millions of N95 Masks in America," *Washington Post*, May 10, 2020。

50 Lauren Aratani, "US Job Losses Pass 40m as Coronavirus 160 Crisis Sees Claims Rise 2.1m in a Week," *Guardian*, May 28, 2020.

51 Donald Trump, tweet, February 24, 2020.

52 Eric Topol, "US Betrays Healthcare Workers in Coronavirus

Disaster," *Medscape*, March 30, 2020; Timothy Egan, "The World Is Taking Pity on Us," *New York Times*, May 8, 2020.

53 参见约翰霍普金斯大学新冠病毒研究中心（Johns Hopkins University Coronavirus Research Center）的研究：coronavirus. jhu.edu/us-map, webpage accessed May 27, 2020。

54 尤瓦尔·赫拉利（Yuval Harari）也曾提出类似观点，见 "The World After Coronavirus," *Financial Times*, March 20, 2020。霍布斯（Hobbes）的说法是："缺乏科学，也就无法了解事物的原因和机制，或者说在这方面存在限制的话，人就不得不依赖他人的建议和权威。"Thomas Hobbes, *Leviathan*, ed. J. C. A. Gaskin (Oxford: Oxford University Press, 2008 [1651]), 69。

55 Joseph Magagnoli et al., "Outcomes of Hydroxychloroquine Usage in United States Veterans Hospitalized with Covid-19," *medRxiv*, April 16, 2020; Mayla Gabriela Silva Borba et al., "Effect of High vs. Low Doses of Chloroquine Diphosphate as Adjunctive Therapy for Patients Hospitalized with Severe Acute Respiratory Syndrome Coronavirus 2 (SARS- CoV-2) Infection," *JAMA Network Open*, April 24, 2020; Toluse Olorunnipa, Ariana Eunjung Cha, and Laurie McGinley, "Drug Promoted by Trump as 'Game-Changer' Increasingly Linked to Deaths," *Washington Post*, May 16, 2020.

56 Michael D. Shear and Maggie Haberman, "Health Dept. Official Says Doubts on Hydroxychloroquine Led to His

Ouster," *New York Times*, April 22, 2020; Joan E. Greve, "Ousted U. S. Government Scientist Files Whistleblower Complaint over Covid-19 Concerns," *Guardian*, May 5, 2020.

57　Peter Baker, "Trump Moves to Replace Watchdog Who Identified Critical Medical Shortages," *New York Times*, May 1, 2020.

58　David Smith, "Coronavirus: Medical Experts Denounce Trump's Latest 'Dangerous' Treatment Suggestion," *Guardian*, 162 April 24, 2020.

59　Plato, *Republic,* book 9. 爱德华·卢卡斯（Edward Lucas）的调查报道也证实了这一点，"Inside Trump's Coronavirus Meltdown," *Financial Times*, May 14, 2020。

60　Gabriella Borter and Steve Gorman, "Coronavirus Found on Cruise Ship as More U. S. States Report Cases," Reuters, March 6, 2020.

61　"Remarks by President Trump and Vice President Pence at a Meeting with Governor Reynolds of Iowa," WhiteHouse. gov, May 6, 2020.

62　Kate Rogers and Jonathan Martin, "Pence Misleadingly Blames Coronavirus Spikes on Rise in Testing," *New York Times*, June 15, 2020; Michael D. Shear, Maggie Haberman, and Astead W. Herndon, "Trump Rally Fizzles as Attendance Falls Short of Campaign's Expectations," *New York Times*, June 20, 2020.

63　Khalil Gibran Muhammad, *The Condemnation of Blackness* 163

(Cambridge, Mass.: Harvard University Press, 2019), 特别是第二章。

64　俄罗斯进行宣传的时间线可参见"Disinformation That Can Kill: Coronavirus-Related Narratives of Kremlin Propaganda," *Euromaidan Press*, April 16, 2020；也可见资讯网站 EU vs. Disinfo 的持续报道，euvsdisinfo.eu。

65　Alex Isenstadt, "GOP Memo Urges Anti-China Assault over Coronavirus," *Politico*, April 24, 2020.

66　十九世纪初，天花疫苗开始在英国进行接种，这得益于爱德华·詹纳（Edward Jenner）。另一种预防疗法是变异疗法，即把天花疮的材料给健康人使用，这种疗法在中国、印度和奥斯曼帝国较早的时候就已经被人所知。现在，天花已经通过疫苗接种得到了根除。

67　我在 *Black Earth* 一书中也有类似主张。

68　托尼·朱特在 *Thinking the Twentieth Century* 一书中与我谈论了关于恐惧的政治。

69　圣路易斯死亡的前十二个人都是黑人。一名黑人护士在被自己的医院拒绝四次后死亡。非裔美国人在底特律的第一批受害者中占40%，在芝加哥占67%，在路易斯安那州占70%。参见 Ishena Robinson, "Black Woman Dies from Coronavirus After Being Turned Away 4 Times from Hospital She Worked at for Decades," *The Root*, April 26, 2020; Fredrick Echols, "All 12 COVID-19 Deaths in the City of St. Louis Were Black," *St. Louis American*, April 8, 2020; Khushbu Shah, "How Racism and Poverty Made

Detroit a New Coronavirus Hot Spot," Vox, April 10, 2020。也可见 Sabrina Strings, "It's Not Obesity. It's Slavery," *New York Times*, May 25, 2020; Rashad Robinson, "The Racism That's Pervaded the U.S. Health System for Years Is Even Deadlier Now," *Guardian*, May 5, 2020。

70 Betsy Woodruff Swan, "DOJ Seeks New Emergency Powers amid Coronavirus Pandemic," *Politico*, March 21, 2020.

71 Julian Borger, "Watchdog Was Investigating Pompeo for Arms Deal and Staff Misuse Before Firing," *Guardian*, May 18, 2020; Veronica Stracqualursi, "Who Trump Has Removed from the Inspector General Role," CNN, May 16, 2020.

72 Donald Trump, *Fox and Friends,* March 30, 2020. 若要透彻地了解外国干预民主选举的历史，可参见 David Shimer, *Rigged* (New York: Knopf, 2020)。

73 Tweets of April 17, 2020.

74 阿马蒂亚·森（Amartya Sen）针对大饥荒做出过类似主张。关于疾病，可参见 Thomas Bollyky et al., "The Relationships Between Democratic Experience, Adult Health, and Cause-Specific Mortality in 170 Countries Between 1980 and 2016," *Lancet*, April 20, 2019；以及 "Diseases Like Covid-19 Are Deadlier in Non-Democracies," *Economist*, February 18, 2020。

75 Shefali Luthra, "Trump Wrongly Said Insurance Companies Will Waive Co-pays for Coronavirus Treatments," *Politifact*, March 12, 2020; Carol D. Leonnig, "Private Equity Angles

for a Piece of Stimulus Windfall," *Washington Post*, April 6, 2020.

76 Réka Kinga Papp, "Orbán's Political Product," *Eurozine*, April 3, 2020; Andrew Kramer, "Russian Doctor Detained After Challenging Virus Figures," *New York Times*, April 3, 2020; Andrew Kramer, "'The Fields Heal Everyone': Post-Soviet Leaders' Coronavirus Denial," *New York Times*, April 2, 2020; "Philippines: President Duterte Gives 'Shoot to Kill' Order amid Pandemic Response," *Amnesty International*, April 2, 2020; "In Turkmenistan, Whatever You Do, Don't Mention the Coronavirus," *RFE/RL*, March 31, 2020.

77 "MID RF prizval FT i NYT," *RFE/RL*, May 14, 2020; Matthew Luxmoore, "Survey: 1 in 3 Russian Doctors Told to 'Adjust' COVID-19 Stats," *RFE/RL*, May 22, 2020; Anna Łabuszewska, "Defilada zwycięstwa nad koronawirusem i czeczeński pacjent," *Tygodnik Powszechny*, May 23, 2020. 也见 Manas Kaiyrtayuly, "Kazakh COVID-19 Cemetery Has More Graves Than Reported Coronavirus Victims," *RFE/RL*, May 25, 2020。

78 "'It's Horrific': Coronavirus Kills Nearly 70 at Massachusetts Veterans' Home," *Guardian*, April 28, 2020; Candice Choi and Jim Mustian, "Feds Under Pressure to Publicly Track Nursing Home Outbreaks," *Associated Press*, April 15, 2020.

79 Kathleen McGrory and Rebecca Woolington, "Florida Medical Examiners Were Releasing Coronavirus Death Data. The

State Made Them Stop," *Tampa Bay Times*, April 29, 2020.

80　Maggie Koerth, "The Uncounted Dead," *FiveThirtyEight*, May 20, 2020.

81　对相关问题的重要讨论，可参见Shoshana Zuboff, *The Age of Surveillance Capitalism* (London: Profile Books, 2019); Franklin Foer, *World Without Mind* (New York: Penguin, 2017)；以及Naomi Klein, "How Big Tech Plans to Profit 168 from the Pandemic," *Guardian*, May 10, 2020。

82　当然，大数据可以用于盈利以外的目的，但其在健康领域的应用需要格外的努力，而这一切才刚刚开始。更为均衡的讨论，见 Adrian Cho, "Artificial Intelligence Systems Aim to Sniff Out Signs of COVID-19 Outbreaks," *Science*, May 12, 2020。

83　Shikha Garg et al., "Hospitalization Rates and Characteristics of Patients Hospitalized with Laboratory-Confirmed Coronavirus Disease 2019—COVID-NET, 14 States, March 1-30, 2020," *CDC Morbidity and Mortality Weekly Report*, April 17, 2020; Bertrand Cariou et al., "Phenotypic Characteristics and Prognosis of Inpatients with COVID-19 and Diabetes: The CORONADO Study," *Diabetologia*, May 7, 2020.

84　Safiya Umoja Noble, *Algorithms of Oppression* (New York, NYU Press, 2018); Virginia Eubanks, *Automating Inequality* (New York: St. Martin's, 2017).

85　我们可以通过智能温度计（这有点令人毛骨悚然的）秘密 169 大规模收集体温来判断哪些城市被感染，但这只能在感染之后了。见Edward Lucas, *Cyberphobia* (New York: Bloomsbury, 2015); Roger McNamee, *Zucked* (London: Penguin, 2019); Nicholas Carr, *The Shallows* (New York: W. W. Norton, 2011)。

86 我关于数字政治的讨论，见"What Turing Told Us About the Digital Threat to a Human Future," *New York Review Daily*, May 6, 2019；更详细的德文版本，见 *Und wie elektrische Schafe träumen wir. Humanität, Sexualität, Digitalität* (Vienna: Passagen, 2020)。另可见 Brett Frischmann and Evan Selinger, *Re-engineering Humanity* (Cambridge: Cambridge University Press, 2018); Jaron Lanier, *Ten Arguments for Deleting Your Social Media Accounts Right Now* (New York: Henry Holt, 2018); Martin Burckhardt, *Philosophie der Maschine* (Berlin: Matthes and Seitz, 2018)。

87 参见Michel Foucault, "Discourse and Truth: The Problematization of Parrhesia," 1983年演讲，可见于foucault.info；以及Kieran Williams, *Václav Havel* (London: Reaktion Books, 2016); Marci Shore, "A Pre-History of Post-Truth, East and West," *Eurozine*, September 1, 2017。

88 参见 Lee McIntyre, *Post-Truth* (Cambridge, Mass.: MIT Press, 2018), 80—118。

89 Sheera Frenkel, Ben Decker, and Davey Alba, "How the 'Plandemic' Movie and Its Falsehoods Spread Widely Online," *New York Times*, May 20, 2020; Jane Lytvynenko, "The 'Plandemic' Video Has Exploded Online," Buzzfeed,

May 7, 2020.

90 针对此问题的一系列讨论，参见 Penelope Muse Abernathy,
www.usnewsdeserts.com；以及 Margaret Sullivan, *Ghosting
the News* (New York: Columbia Global Reports, 2020)。

91 Charles Bethea, "Shrinking Newspapers and the Costs of
Environmental Reporting in Coal Country," *New Yorker*,
March 26, 2019.

92 Katelyn Burns, "The Trump Administration Wants to Use
the Coronavirus Pandemic to Push for More Deregulation,"
Vox, April 21, 2020; Emily Holden, "Trump Dismantles   171
Environmental Protections Under Cover of Coronavirus,"
Guardian, May 11, 2020; Emily Holden, "U. S. Lets
Corporations Delay Paying Environmental Fines amid
Pandemic," *Guardian*, May 27, 2020. 新冠疫情下非裔美国
人死亡率很高的原因之一便很可能是环境污染问题。见
Linda Villarosa, "'A Terrible Price': The Deadly Racial
Disparities of Covid-19 in America," *New York Times*, April
29, 2020。

93 William C. Becker and David A. Fiellin, "When Epidemics
Collide: Coronavirus Disease 2019 (COVID-19) and the
Opioid Crisis," *Annals of Internal Medicine*, April 2, 2020.

94 具体案例可参见 "Remembering Vermonters Lost to the
Coronavirus," VTDigger。由于本地报纸的缺席，乡村当局
意识到疫情的存在时，很难向居民传达相关健康准则。

95 参见 Snyder, *Road to Unfreedom*，以及 Peter Pomerantsev,

Nothing Is True and Everything Is Possible (New York: Public Affairs, 2015)；以及 Anne Applebaum, *Twilight of Democracy* (London: Penguin, 2020)。相关的三处参考文献，见乔治·奥威尔《政治与英语》（*The Politics and the English Language*) (1946)，汉娜·阿伦特《真理与政治》（*Truth and Politics*) (1967)，以及瓦茨拉夫·哈维尔（Václav Havel)《无权力者的权力》（*The Power of the Powerless*) (1978)。

第四课 医疗系统应由医生负责

96 参见 Rivka Galchen, "The Longest Shift," *New Yorker*, April 27, 2020。

97 Lovisa Gustafsson, Shanoor Seervai, and David Blumenthal, "The Role of Private Equity in Driving Up Health Care Prices," *Harvard Business Review*, October 29, 2019.

98 Stephen Gandel and Graham Kates, "Phunware, a Data Firm for Trump Campaign, Got Millions in Coronavirus Small Business Help," CBS News, April 23, 2020.

99 Lee Fang, "Small Business Rescue Money Flowing to Major Trump Donors, Disclosures Show," *Intercept*, April 24, 2020.

100 Aaron Leibowitz, "Approved for \$2M Federal Loan, Fisher Island Now Asking Residents Whether to Accept It," *Miami Herald*, April 23, 2020.

101 Pema Levy, "How Health Care Investors Are Helping Run Jared Kushner's Shadow Coronavirus Task Force," *Mother*

Jones, April 21, 2020.

102 Susan Glasser, "How Did the U. S. End Up with Nurses Wearing Garbage Bags?" *New Yorker*, April 9, 2020.

103 Marci Shore, interviewed by Michaela Terenzani, "American Historian: Our Enormous Wealth Means Little Without a Public Health System," *Slovak Spectator*, April 8, 2020.

104 Theresa Brown, "The Reason Hospitals Won't Let Doctors and Nurses Speak Out," *New York Times,* April 21, 2020; Nicholas Kristof, " 'I Do Fear for My Staff,' a Doctor Said. He Lost His Job," *New York Times*, April 1, 2020.

105 Patrice A. Harris, "AMA Backs Physician Freedom to Advocate for Patient Interests," April 1, 2020.

106 Dan Horn and Terry DeMio, "Health Care Workers in Ohio Are Testing Positive for COVID-19 at an Alarming Rate," *Cincinnati Enquirer*, April 13, 2020.

107 Michael Schwirtz, "A Brooklyn Hospital Mourns the Doctor Who Was 'Our Jay-Z,' " *New York Times*, May 18, 2020.

108 Ali Watkins et al., "Top E. R. Doctor Who Treated Virus Patients Dies by Suicide," *New York Times*, April 27, 2020.

109 至少有9282名医务工作者在前八周去世，见CDC，"Characteristics of Health Care Personnel with COVID-19—United States, February 12— April 9," April 17, 2020。死亡医务工作者名单参见MedPage Today。

110 Michael Rothfeld, Jesse Drucker, and William K. Rashbaum,

"The Heartbreaking Last Texts of a Hospital Worker on the Front Lines," *New York Times*, April 15, 2020.

111　Rebecca Rivas, "Nurse Judy Wilson-Griffin," *St. Louis American*, March 20, 2020.

　112　相关报道参见"Lost on the Frontline", *Guardian*。

113　Tracy Tulley, "'The Whole Place Is Sick Now': 72 Deaths at a Home for U.S. Veterans," *New York Times*, May 10, 2020.

114　呼吸机也存在类似情况。短缺的原因之一在于它们只以昂贵和复杂的方式予以生产。当联邦政府试图与一家公司签订合同来制造更便宜、更简易的呼吸机时，该公司被另一家生产更昂贵品种的公司收购。见 Shamel Azmeh, "The Perverse Economics of Ventilators," *Project Syndicate*, April 16, 2020。

115　征服自然的风险，不仅仅在于出现人畜共患的流行病，如艾滋病毒、SARS、MERS 或新型冠状病毒。地球上的哺乳动物事实上已经减少到少数几个物种的几个品种，这对于在这些养活我们的动物中发生流行病来说是理想的条件。现在，所有哺乳动物的生物量中约有 66% 是被驯化的牲畜，另外 30% 是人类，这意味着所有野生哺乳动物加起来只占约 4%。非洲猪瘟抵达美国只是时间问题。见 Olivia Rosane, "Humans and Big Ag Livestock Now Account for 96 Percent of Mammal Biomass," EcoWatch, May 28, 2018; Greg Cima, "Guarding Against an Outbreak, Expecting Its Arrival," *JAVMA News*, May 1, 2020。

　　　　　　　　　　　　　　　美国的瘟疫

116 Elizabeth Cohen, "10 Ways to Get Your Child the Best Heart Surgeon," CNN, August 4, 2013; Kristen Spyker, "Heterotaxy Syndrome," blog posts, March 11 and April 6, 2012.

117 见 Jerome Groopman, "The Cutting Edge," *New Yorker*, April 20, 2020；也可参见他的另一本书 *How Doctors Think* (New York: Houghton Mifflin, 2007)，特别是其中有专门的章节讨论他自己的背部手术。

118 Elizabeth Schumacher, "Big Pharma Nixes New Drugs Despite Impending 'Antibiotic Apocalypse,'" *Deutsche Welle*, September 14, 2019; "A Troubling Exit: Drug Company Ends Antibiotics Research," *StarTribune*, July 20, 2018.

119 Siddhartha Mukherjee, "What the Coronavirus Reveals About American Medicine," *New Yorker*, April 27, 2020.

120 Katherine A. Ornstein et al., "Epidemiology of the Homebound 177 Population in the United States," *JAMA Internal Medicine*, July 2015; Tina Rosenberg, "Reviving House Calls by Doctors," *New York Times*, September 27, 2016.

121 Isaac Arnsdorf, "Overwhelmed Hospitals Face a New Crisis: Staffing Firms Are Cutting Their Doctors' Hours and Pay," *ProPublica*, April 3, 2020.

122 Franklin to Henry Laurens, February 12, 1784, 可见于 the National Archives。

123 Jack Healy et al., "Coronavirus Was Slow to Spread to Rural America. Not Anymore," *New York Times*, April 8, 2020.

124 Suzanne Hirt, "Rural Communities Without a Hospital Struggle to Fight Rising Coronavirus Cases, Deaths," *USA Today*, May 15, 2020.

125 Healy et al., "Coronavirus Was Slow."

178 126 K. E. Hauer et al., "Factors Associated with Medical Students' Career Choices Regarding Internal Medicine," *Journal of the American Medical Association*, September 10, 2008, 1154-64.

127 Atul Gawande, *Being Mortal* (New York: Macmillan, 2014), 36-48.

128 Reed Abelson, "Doctors Without Patients: 'Our Waiting Rooms Are Like Ghost Towns,'" *New York Times*, May 5, 2020.

结语 复原之路

129 见 Elizabeth H. Bradley and Lauren A. Taylor, *The American Health Care Paradox* (New York: Public Affairs, 2013)。

130 这些意外的收费是私募股权公司在收购医院并使其负债累累之后试图快速获利的一种方式；其结果是更多的人被排除在医疗服务之外。

131 Robert Reich, "Covid-19 Pandemic Shines a Light on a New Kind of Class Divide and Its Inequalities," *Guardian*, April 26, 2020.

179 132 Plato, *Republic*, book 8. 也可见 Raymond Aron, *Dix-huit leçonssur la société industrielle* (Paris: Gallimard, 1962), 55。

133 Chuck Collins, Omar Ocampo, and Sophia Paslaski, "Billionaire Bonanza," Institute for Policy Studies, April 2020. 也可见 Chris Roberts, "San Francisco Has 75 Billionaires. Most of Them Aren't Donating to Local COVID-19 Relief," *Curbed*, April 30, 2020。

134 相关资源，参见 Physicians for a National Health Care Program (PNHP), pnhp.org。

135 Friedrich Hayek, *The Road to Serfdom*, ed. Bruce Caldwell (Chicago: University of Chicago Press, 2017 [1944]), 207, 215, 148-49.

后记　愤怒与同理

136 影像记录见 www. youtube. com/watch? v=Ohljz-a1fZE&t= 1191s；我的发言从第20分45秒开始。

关 于 作 者

　　蒂莫西·斯奈德（Timothy Snyder），是耶鲁大学
的莱文历史学教授（Levin Professor of History），也是
维也纳人类科学研究所（Institute for Human Sciences
in Vienna）的终身研究员。他的15本书已经以40多种
语言出版。他的作品曾获汉娜·阿伦特政治思想奖、
莱比锡欧洲文学奖、美国艺术与文学学院文学奖、荷
兰奥斯维辛委员会奖和华沙犹太人区起义奖等奖项。
他的作品也激发了众多绘画、海报、雕塑、戏剧、电
影、朋克摇滚、说唱、歌剧作品。他的言论在世界各
地捍卫自由的示威活动中被广泛引用。他住在康涅狄
格州的纽黑文。

图书在版编目（CIP）数据

美国的痼疾：一位历史学家对疫情的反思 /（美）
蒂莫西·斯奈德著；陈博译. —北京：商务印书馆，
2022
ISBN 978-7-100-20545-0

Ⅰ.①美… Ⅱ.①蒂… ②陈… Ⅲ.①新型冠状病毒
肺炎—疫情管理—美国 Ⅳ.①R512.93

中国版本图书馆CIP数据核字（2021）第273692号

美国的痼疾

一位历史学家对疫情的反思

〔美〕蒂莫西·斯奈德 著

陈 博 译

商 务 印 书 馆 出 版
（北京王府井大街36号　　邮政编码100710）
商 务 印 书 馆 发 行
北京新华印刷有限公司印刷
ISBN 978-7-100-20545-0

2022年3月第1版　　开本 850×1168　1/32
2022年3月第1次印刷　　印张 5 7/8

定价：48.00元